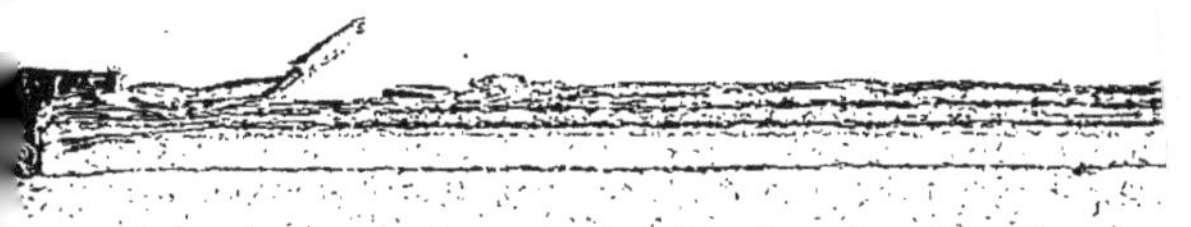

Les Plantes
Médicinales

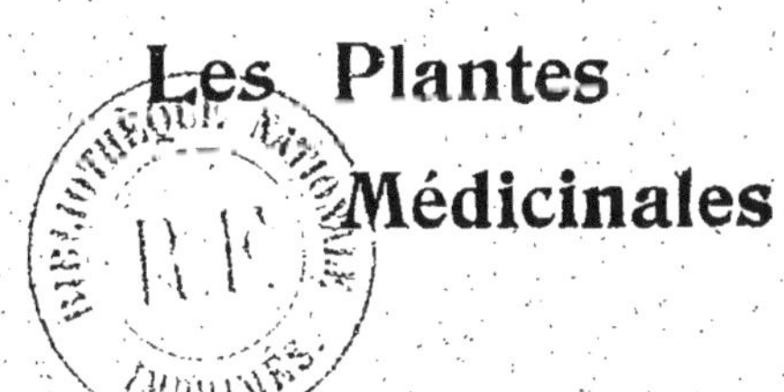

LES
Plantes Médicinales

NOTIONS ÉLÉMENTAIRES DE BOTANIQUE

Caractères généraux des végétaux. Grandes divisions du règne végétal.
Classification sommaire.

LA RACINE. LA TIGE. LA FEUILLE. LA FLEUR. LE FRUIT. LA GRAINE

CRYPTOGAMES & PHANÉROGAMES

Description, caractères, usage, emploi des Plantes les plus communes
de nos pays. Récolte. Conservation. Doses à employer.

PLANTES UTILES & PLANTES NUISIBLES

PAR

A. DE LA ROCQUE

LAURÉAT DE LA SOCIÉTÉ D'INSTRUCTION ET D'ÉDUCATION POPULAIRE

2ᵉ édition, revue et corrigée.

62 Figures explicatives dans le texte

12 Planches hors texte

tirées en Trichromie sur Papier couché

71 PLANTES en COULEURS, d'après NATURE

PARIS

M. NODOT, Éditeur

10, RUE MONSIEUR-LE-PRINCE, 10

AVANT-PROPOS

Quand l'homme se rapproche de la nature, qu'il essaye d'en scruter les infinis, d'en pénétrer les mystères, il se sent devenir meilleur. L'amour de la science a fait plus pour le développement de l'humanité que les vains discours des rhéteurs et si la paix universelle et le bonheur règnent un jour sans conteste sur notre globe, ce sera aux savants plutôt qu'aux philosophes et aux politiciens que nous devrons en être reconnaissants.

Or, parmi les sciences naturelles, une des plus aimables et peut-être la plus passionnante c'est la Botanique, qui embrasse l'étude de tout le règne végétal.

Il va sans dire que nous n'avons pas eu la prétention de faire, dans ce modeste ouvrage, un cours de botanique, même abrégé ; notre cadre était trop restreint pour cela. Nous avons simplement choisi un chapitre intéressant de cette science si vaste, pour le mettre à la portée des lecteurs qui ont bien voulu s'intéresser à nos précédents travaux.

C'est l'étude des PLANTES MÉDICINALES qui fait l'objet du présent volume et voici les raisons qui nous ont incité à l'entreprendre.

Depuis la plus haute antiquité, pour mieux dire depuis l'origine de l'histoire, les hommes ont cherché dans la nature les remèdes aux maladies dont la nature les avait affligés. Et *toujours* ils ont trouvé le remède à côté du mal. Nous n'en voulons prendre qu'un exemple entre mille : dans les pays marécageux où sévit la fièvre, on rencontre en abondance la petite centaurée, le *quinquina des pauvres*, presque aussi active que la plante américaine et ne coûtant que la peine de la ramasser.

Mais à côté des plantes bienfaisantes, il existe des plantes dangereuses ; sur le même terrain voisinent les plantes qui guérissent et les plantes qui tuent. Ces dernières ne sont pas moins intéressantes à connaître, quand ce ne serait que pour les éviter ou les détruire. Nous leur avons réservé une large place dans nos 12 planches en couleurs, reproduites d'après nature par la *trichromie*.

Pour mieux les différencier des autres, nous avons imprimé *en rouge* les noms des *plantes vénéneuses*. De cette façon il ne saurait y avoir de confusion à craindre.

Un bref aperçu des caractères généraux des végétaux, des grandes divisions du règne végétal, quelques données générales sur les principaux organes des plantes nous ont paru indispensables à la compréhension du reste de l'ouvrage. Faute de pouvoir consacrer à cette partie explicative une place suffisante, nous y avons multiplié les figures afin de suppléer par l'image au laconisme forcé du texte.

CHAPITRE PREMIER

CARACTÈRES GÉNÉRAUX DES VÉGÉTAUX
GRANDES DIVISIONS DU RÈGNE VÉGÉTAL
CLASSIFICATION SOMMAIRE

Il paraît, à première vue, très simple de différencier les végétaux des animaux ; la ligne de démarcation qui sépare ces deux grands règnes de la nature semble si nette et si tranchée qu'elle fut longtemps envisagée par les savants les plus éminents comme une évidence qu'on ne discute pas, parce qu'elle s'impose.

Si l'on ne considère, en effet, que les *végétaux supérieurs* et les *animaux supérieurs*, on constate que si les uns et les autres ont deux sortes de fonctions analogues, communes à tous les êtres vivants, à savoir : les fonctions de *nutrition* qui conservent l'individu et les fonctions de *reproduction* qui conservent l'espèce, il existe un troisième groupe : les fonctions de *relation* (sensibilité et motilité) qui semblent manquer totalement aux végétaux et être, au contraire, l'apanage exclusif des animaux.

La plante, insensible en apparence, attachée au sol où elle a pris naissance et où elle mourra, n'offre, à l'observateur superficiel, aucun point de ressemblance avec l'animal impressionnable, libre de se déplacer dans l'espace et de chercher sa nourriture au gré de ses besoins et de ses désirs.

D'autre part, les végétaux supérieurs possèdent une matière colorante verte : la *chlorophylle*, qu'on ne rencontre pas chez les animaux. Les plantes, en effet, ont la propriété, grâce à la chlorophylle, de s'emparer de l'acide carbonique de l'air, de le décomposer dans leurs tissus et en fixant le carbone, de dégager de l'oxygène. C'est à ce phénomène qu'on donne le nom d'assimilation chlorophyllienne.

Ces différences sont cependant tout apparentes, comme nous le disions plus haut.

En réalité, l'absence de sensibilité et de mouvement chez les plantes est loin d'être absolue : la *sensitive* ferme ses feuilles quand on l'excite, la *dionée attrape-mouches*, le *drosera*, le *nepenthes* (fig. 30), non seulement capturent les insectes qui s'aventurent sur leurs feuilles, mais sécrètent même, comme les animaux, des sucs digestifs capables de dissoudre et de rendre assimilables les matières animales dont ces plantes se nourrissent en partie.

Enfin, les organes mâles d'un certain nombre de Fougères et de Mousses sont animés, dans l'eau, de mouvements très actifs. La lumière, la chaleur, l'humidité provoquent chez toutes les plantes des mouvements nettement accusés, mais que leur lenteur ne permet pas à nos sens de percevoir distinctement.

La différence, basée sur la présence de la chlorophylle n'est pas plus probante ; certains végétaux inférieurs, tels que les champignons, n'ont pas de chlorophylle, tandis que des animaux de leur côté en sont pourvus : tels l'*hydre verte*, le *stentor*, etc.

L'emploi du microscope a fait découvrir une quantité prodigieuse d'êtres organisés infiniment petits, les bactéries, par exemple, parmi lesquels un certain nombre ont pu être rangés soit dans le règne animal, soit dans le règne végétal, mais dont beaucoup restent encore sans être classés, tant l'embarras devient grand lorsqu'il s'agit de déterminer leur véritable caractère et de leur assigner une place définitive.

En résumé, il est impossible de tracer une limite précise aux deux règnes. Le célèbre philosophe et naturaliste allemand Haeckel, a proposé de réunir sous le nom de *protistes*, les animaux et les végétaux inférieurs, de façon à en former un règne intermédiaire.

Quoi qu'il en soit, ce qu'on peut affirmer sans crainte, c'est que les animaux et les végétaux ont une origine commune et ne sont que la résultante des évolutions différentes d'une CELLULE, *élément fondamental de tout être vivant.*

Une *cellule* comprend intérieurement une masse microscopique, essentielle, *vivante*, de nature albuminoïde : le *protoplasme*. Le protoplasme végétal ne diffère du protoplasme animal que parce qu'il renferme des grains d'amidon et presque toujours la matière colorante verte appelée chlorophylle. Le protoplasme tient en suspension une partie plus dense, le *noyau*. Enfin une membrane azotée, que revêt peu à peu une membrane externe, composée en partie de cellulose, enveloppe le protoplasme.

Le propre de toute cellule vivante est de se reproduire par segmentation dès qu'elle atteint son maximum de développement.

Dans les organismes tout à fait inférieurs, tels que les Bactéries, la segmentation donne naissance à autant de cellules semblables à la première et indépendantes. Ces êtres sont dits *unicellulaires.*

Chez tous les êtres vivants où, au contraire, la cellule initiale provient d'un *œuf*, émanant de deux êtres de sexe différent, la segmentation cellulaire s'opère d'une façon différente. Des groupes de cellules se forment, dont chacun est caractérisé par des propriétés différentes, c'est ce qui constitue la *différenciation cellulaire*, base de la division du travail physiologique qui assure, par son bon fonctionnement, le jeu de chaque organe et l'harmonie complète de toutes les fonctions de l'être parfait, qui est dit alors *pluricellulaire.*

Les cellules végétales, qui seules nous intéressent ici, peuvent se former : par *rénovation* ou *rajeunissement* ; par *division* ou *segmentation* ; par *fusion* ou *conjugaison*.

L'enveloppe de la cellule végétale est composée en partie de cellulose, et ce tissu peut être considéré comme le point de départ de l'élément primordial de tout organisme végétal. Dans le protoplasme on observe souvent des matières cristallisées (*oxalate* de chaux, *malate* de chaux, etc., etc), et des *lacunes* ou *vacuoles*, généralement remplies par des *sucs*.

Si les cellules sont libres ou peu serrées les unes contre les autres, elles ont une forme sphérique ou ovoïde, mais si elles sont comprimées par leurs voisines elles deviennent polyédriques et leur coupe est, par conséquent, polygonale. Certaines cellules offrent une régularité géométrique, telles sont, par exemple, celles de la moelle du jonc.

Lorsque les cellules se réunissent pour former un tissu, on donne à ce tissu le nom de *parenchyme* et les intervalles laissés entre les cellules du parenchyme portent le nom de *méats*. L'enveloppe des cellules n'a pas partout la même épaisseur, c'est là la cause des ornements qu'elles portent : on remarque, en effet, des cellules *ponctuées*, *annelées*, *rubanées*, *rayées*, *spiralées*, etc. Si les cellules s'accroissent surtout dans le sens de la longueur, on leur donne le nom de *fibres*. Dans le chanvre, par exemple, les fibres sont si fortement accolées les unes aux autres qu'elles produisent des filaments textiles.

Des cellules placées bout à bout peuvent perdre par résorption leurs parois de contact, elles forment alors de véritables tubes qui reçoivent le nom de *vaisseaux*. Dans ces vaisseaux circulent de l'eau ou de la sève et leur réunion forme le *tissu vasculaire*. On donne le nom de *trachées* à certains de ces vaisseaux en raison de leur ressemblance avec les organes respiratoires des insectes. Dans un certain nombre de plantes, il existe, entre les éléments qui constituent les divers tissus, des lacunes ramifiées, que l'on appelle *vaisseaux laticifères*, et qui sont remplis par un liquide spécial (*latex*). Tels sont le pavot, la campanule, la grande chélidoine, etc.

Chez la plupart des végétaux supérieurs, les arbres, notamment, les cellules des organes dont la croissance est terminée, épaississent puis lignifient, durcissent leur membrane externe, alors que le noyau et le protoplasme disparaissent. Ces cellules, dans cet état, sont *mortes*, et elles forment le véritable squelette de ces végétaux. Ce tissu, nommé *sclérenchyme*, constitue le *bois* proprement dit. Tandis que le tissu vasculaire central appelé communément *moelle*, est composé lui aussi de cellules *mortes*, il existe à la périphérie un tissu composé de cellules *vivantes*, actives, le *tissu criblé* ou *liber*. C'est par le liber ou *aubier* que s'opère la croissance des arbres.

Les grandes divisions du règne végétal ont pour base la complexité plus ou moins grande des organes, la différenciation des fonctions et la spécialisation des cellules en vue de la division du travail.

Nous avons vu précédemment que les êtres vivants, animaux ou végétaux, tout à fait inférieurs, tels que les Bactéries, étaient unicellulaires, c'est-à-dire composés d'une cellule unique qui, en se segmentant, donnait naissance à une autre cellule exactement semblable, se comportant à son tour de la même façon.

Cette forme est le premier degré de l'échelle ascendante de la vie, qui nous conduit aux *végétaux supérieurs*, comme par un autre embranchement elle nous conduit aux *animaux supérieurs*.

Nous passerons successivement par les Colonies cellulaires, premier essai de groupement (*Levures*), mais où chaque cellule assure encore seule les fonctions de nutrition et de reproduction, par certaines *Algues* (*Algue spirogyre*), dont les cellules jouent dans la reproduction les unes le rôle d'organes mâles, les autres d'organes femelles.

Avec une autre Algue (*Botrydium granulatum*) et un

CHAMPIGNON, la *Moisissure blanche* (*Mucor mucedo*), nous trouvons l'ébauche d'une différenciation plus accentuée : une partie nutritive et une partie reproductrice.

Avec les champignons supérieurs, le *Champignon de couche* (*Agaricus campestris*) et la *Laminaire* (*Laminaria saccharina*) algue marine atteignant plusieurs mètres de longueur, nous atteignons le groupe des THALLOPHYTES, qui embrasse l'ensemble des végétaux chez lesquels la division du travail, encore peu marquée, s'unit à une grande simplicité de structure.

On nomme *thalle* le corps de tout végétal composé de cellules semblables ou très peu différenciées. Dans le groupe des *Thallophytes* on range les *Algues*, pourvues de chlorophylle, et les *Champignons*, qui n'en possèdent pas.

Immédiatement après le groupe des *Thallophytes* proprement dits, nous trouvons des plantes dites THALLIFORMES, dont l'appareil végétatif est déjà un peu plus différencié et qui ne sont que des formes de transition entre les *Thallophytes* et les *Muscinées*. Au nombre des plantes *thalliformes*, on compte certaines Hépatiques (*Callipogeia*, *Marchantia*), des Mousses (*Leucodon*, *Polytrichum*), etc.

Les MUSCINÉES, qui comprennent les *Mousses* et les *Hépatiques feuillées*, possèdent un appareil fixateur et faiblement absorbant, les *poils*, un appareil de soutien, la *tige*, qui sert à conduire la sève, et un appareil nutritif, les *feuilles*, puisant dans l'air les gaz nécessaires à la végétation de la plante.

Les CRYPTOGAMES VASCULAIRES possédant *racines*, *tiges* et *feuilles*, viennent immédiatement après.

Enfin les PHANÉROGAMES, qui possèdent *racines*, *tiges*, *feuilles* et *fleurs*, et se reproduisent *par graines*, occupent le sommet de l'échelle du règne végétal. Ce sont les *végétaux supérieurs*, chez lesquels la division cellulaire atteint son développement maximum.

De ce qui précède, il y a lieu de retenir que le règne végétal se divise en deux grands embranchements, qui sont : les *Cryptogames* et les *Phanérogames*.

Les CRYPTOGAMES, qui comprennent les *Champignons*, les *Algues*, les *Fougères*, les *Mousses*, les *Lichens*, ne produisent pas de *fleurs*, et par conséquent sont dépourvus de graines. Ils se reproduisent par *œufs* ou par *spores*.

Les Cryptogames se subdivisent à leur tour en *Cryptogames cellulaires* et en *Cryptogames vasculaires*.

Les PHANÉROGAMES, au contraire, *produisent des fleurs* et se reproduisent par des *graines*.

Le grand embranchement des Phanérogames, de beaucoup le plus important du règne végétal, se subdivise une première fois en *Gymnospermes* et en *Angiospermes*.

La plupart des plantes qui nous intéressent, au point de vue particulier auquel nous nous sommes placés, appartiennent à l'une et à l'autre de ces deux grandes classes et nous examinerons en détail ce qui les différencie.

Une seconde subdivision partage encore en deux les Phanérogames angiospermes. D'après un caractère tiré de la graine et que nous étudierons plus loin, on les divise en *Monocotylédones* et en *Dicotylédones*.

Pour nous résumer et nous faire mieux comprendre, nous avons établi ci-après un tableau sommaire de classification pouvant nous servir de base.

Nous n'irons pas plus loin dans la classification, car ce serait sortir de notre cadre que d'essayer d'énumérer ici les innombrables genres, familles, sous-familles et tribus qui se succèdent et s'enchaînent presque à l'infini.

Si nous mentionnons, dans la partie descriptive, d'assez nombreux noms de familles végétales, ce n'est que dans le but de faire saisir au lecteur les affinités que présentent entre elles les plantes qu'il connaît et qu'il peut comparer ensuite à son aise. C'est aussi dans le dessein de rendre plus claires nos descriptions et de substituer au chaos que donne l'ordre alphabétique, adopté par quelques ouvrages similaires, un ordre plus raisonnable, plus scientifique et par cela même plus intelligible à tous.

GRANDES DIVISIONS DU RÈGNE VÉGÉTAL

Classification sommaire

Plantes se reproduisant :

CRYPTOGAMES — par spores et par œufs

- **Corps peu différencié ou thalle → THALLOPHYTES**
  - CHAMPIGNONS : Levures. Moisissure blanche. Agaric.
  - LICHENS : *Physcia.*
  - ALGUES : Spirogyre. Laminaire.
- **Poils tige feuilles → MUSCINÉES**
  - HÉPATIQUES : Marchantie. Jongermannes
  - MOUSSES : Funaire. Sphaignes.
- **Racines tige feuilles → CRYPTOGAMES VASCULAIRES**
  - FILICINÉES : Fougères.
  - ÉQUISÉTINÉES : Prêles.
  - LYCOPODINÉES : Lycopode. Sélaginelle. Isoète.

PHANÉROGAMES — par graines

- **Graines nues → GYMNOSPERMES** : Pin. Sapin. Mélèze. If.
- **Racines tiges feuilles fleurs — Graines renfermées dans un ovaire → ANGIOSPERMES**
  - graine renfermant 1 seul cotylédon (Monocotylédones) : Riz. Maïs. Blé. Orge. Lis. Iris. Palmier. Bambou.
  - graine renfermant 2 cotylédons (Dicotylédones) : Haricot. Fève. Pois. Lupin. Renoncule. Primevère. Ronce.

Nous allons passer maintenant en revue, très rapidement, les divers organes qui constituent une plante : racine, tige, feuilles, fleurs et graines

CHAPITRE II

LA RACINE

La racine, qui n'existe que chez les Cryptogames vasculaires et les Phanérogames est la partie de la plante qui s'enfonce dans le sol ou dans tout autre milieu capable de favoriser son développement.

La racine fixe la plante au sol et constitue le support de celle-ci. Un végétal est d'autant plus résistant au vent, par exemple, que son appareil de racines est plus profondément enfoncé dans la terre.

Une même plante produit plusieurs catégories de racines : la racine *terminale* qui occupe toute la base de la tige, et les racines *latérales*. D'autres racines naissent parfois sur la tige même, on les nomme alors racines adventives.

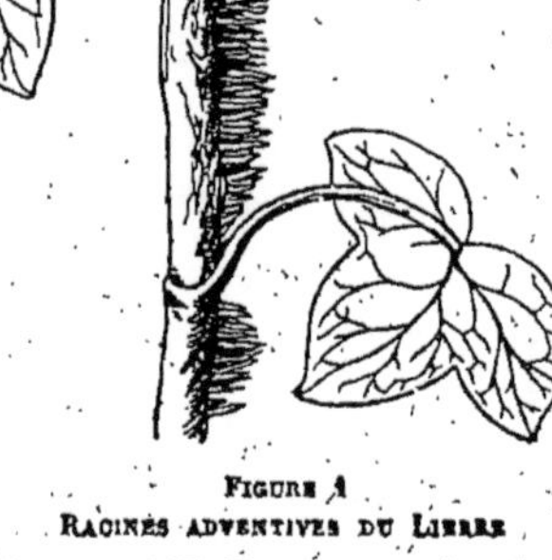

Telles sont les racines adventives du *Lierre* (*fig.* 1) qui se développent en grand nombre tout le long de la tige et servent de crampons pour fixer celle-ci, soit à un arbre, soit à un mur.

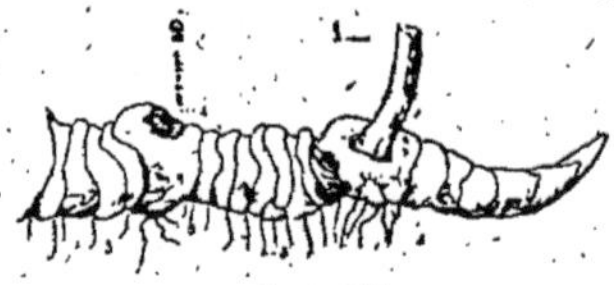

FIGURE 1
RACINES ADVENTIVES DU LIERRE

FIGURE 2
RHIZOME DU SCEAU DE SALOMON
Tige aérienne. — 2. Cicatrice de la tige de l'année précédente. — 3. Racines adventives. — 4. Bourgeon terminal du rhizome.

D'autres plantes, telles que le *Sceau de Salomon* (*fig.* 2), le *Carex*, l'*Iris*, en développent tout le long de leurs tiges souterraines ou rhizomes ; tandis que le *Figuier des Banyans* en émet de longueur considérable (25, 30, 50 mètres), dirigées de haut en bas vers le sol et formant de véritables tiges auxiliaires.

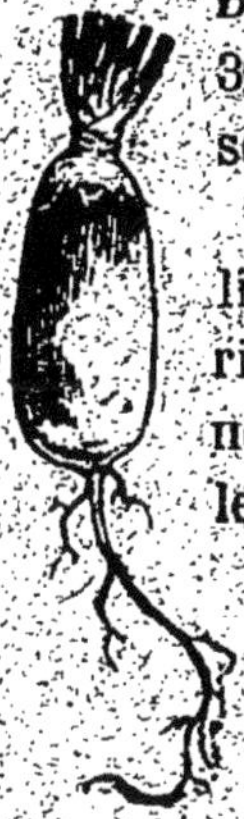

La racine principale émet des racines auxiliaires dites *radicelles*, qui sont en nombre variable, suivant les espèces en général, mais invariable chez tous les sujets d'une espèce donnée.

Quand le système radiculaire comprend une racine principale ou pivot portant un ensemble de ramifications de moins en moins importantes, ce système est dit *pivotant*.

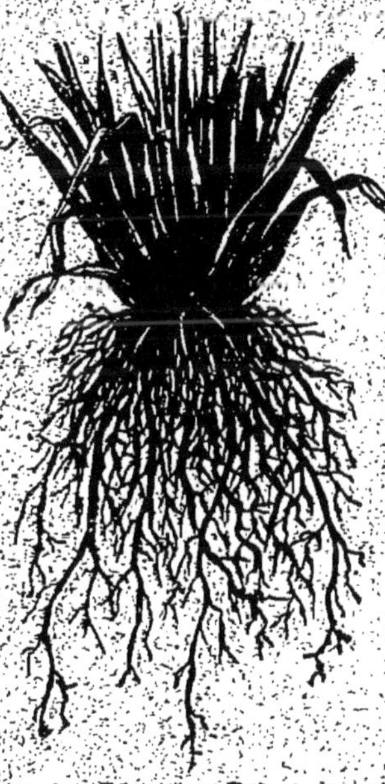

Figure 4. — *Radis*. Système pivotant exagéré.

Comme exemple de plantes à racine pivotante on peut citer le *Chêne*, la *Fève*, (fig. 3), le *Lupin*, le *Haricot*, etc.

Quand le pivot se développe énormément par l'accumulation de matières nutritives de réserve, le système est dit *pivotant exagéré*.

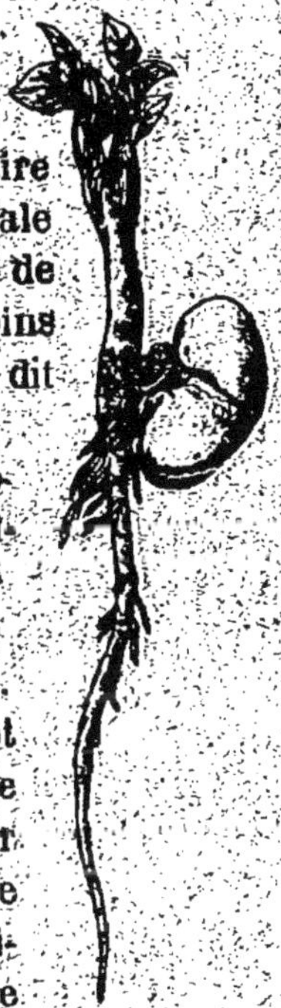

Figure 3. — *Fève*. Racine pivotante.

Tels sont le *Radis* (fig. 4), la *Betterave*, la *Carotte*, etc.

Si, au contraire, le pivot se développe peu et que les racines latérales et les radicelles acquièrent une importance beaucoup plus grande, le système radiculaire est dit chevelu ou *fasciculé*. Comme exemple de

Figure 5. — *Blé*. Système radiculaire fasciculé.

plantes à racines fasciculées, on peut citer le *Blé* (*fig.* 5), l'*Orge*, le *Peuplier*, etc.

Le système *fasciculé* est dit *exagéré* ou *tuberculeux*, lorsque les racines adventives, par accumulation de réserves nutritives, prennent un développement beaucoup plus grand. Tel est, par exemple, le *Dahlia* (*fig.* 6).

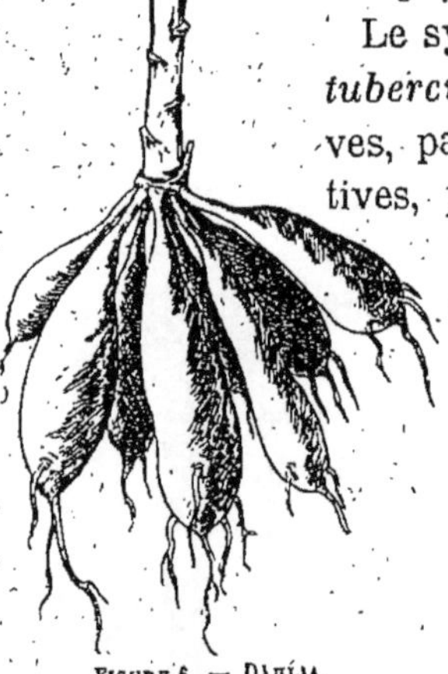

FIGURE 6. — DAHLIA
Système radiculaire fasciculé
exagéré.

La racine absorbe dans le sol une partie des matières nutritives nécessaires à l'entretien du végétal ; elle attaque et dissout, pour s'en nourrir, certaines matières solides. L'extrémité des racines est acide et est capable d'attaquer les matières minérales et de les assimiler ; c'est ainsi que les plantes dissolvent les carbonates et phosphates du sol, la silice, etc., aussi bien que les différents principes organiques qui composent l'*humus* ou terre végétale.

Une expérience curieuse a montré que des racines de haricots semés sur du sable recouvrant une plaque de marbre, avaient marqué leur empreinte sur cette

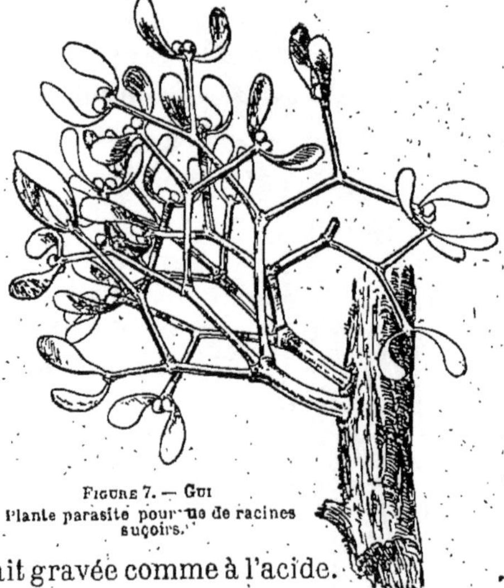

FIGURE 7. — GUI
Plante parasite pourvue de racines
suçoirs.

dernière, qui se trouvait gravée comme à l'acide.

Pour se développer, la jeune radicelle digère et perce l'épiderme de la racine au point où elle veut sortir.

Les racines suçoirs du Gui (*fig. 7*), de la Cuscute (*fig. 8*), détruisent également l'épiderme de la plante qui doit les nourrir.

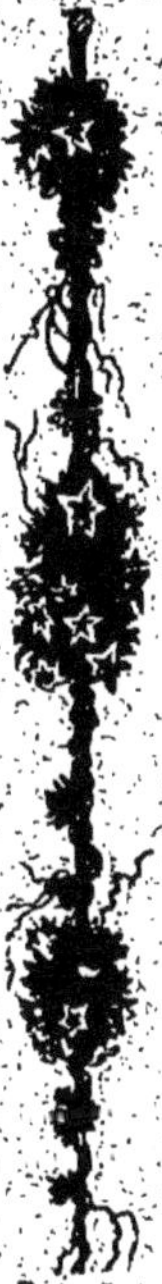

La racine absorbe l'oxygène de l'air contenu dans le sol et y dégage de l'acide carbonique : elle respire. Enfermée en vase clos, une racine quelconque périt par *asphyxie* quand elle a épuisé l'oxygène du sol et décomposé celui que pouvaient lui fournir ses propres réserves nutritives.

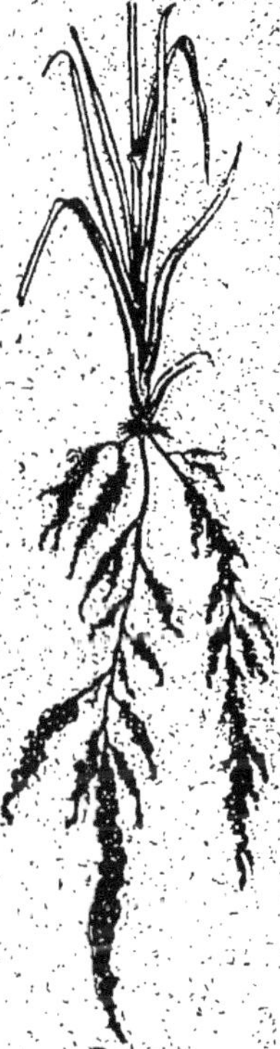

Il est encore un rôle important que remplit la racine, c'est celui d'absorber les liquides contenus dans le sol et de les diriger vers la tige et les feuilles.

Par l'intermédiaire des racines, la plante emprunte à la terre les acides azotique, phosphorique, sulfurique, carbonique unis à la potasse, à la soude, à la chaux, à la magnésie et à l'oxyde de fer. Les sels de potassium, les phosphates, les azotates sont très rapidement assimilés, un véritable courant s'établit de l'extérieur vers l'intérieur des cellules qui composent la racine, et la consommation des divers produits est réglée suivant les besoins de la plante par un phénomène d'équilibre physico-chimique, dont la démonstration nous entraînerait trop loin.

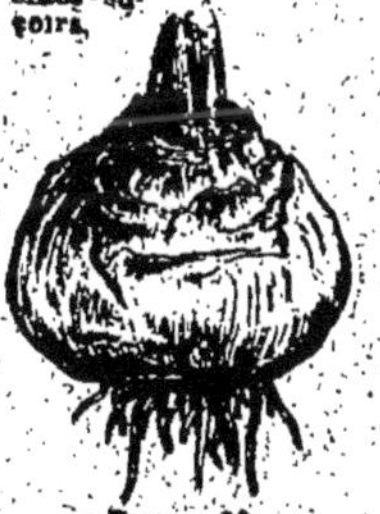

Enfin, la racine peut être, nous l'avons vu plus haut, le siège d'une accumulation de réserve nutritive.

FIGURE 8
Cuscute
Plante parasite pourvue de racines suçoirs.

FIGURE 10
Oignon de Jacinthe cultivé dans l'eau et dont les racines sont dépourvues de poils absorbants.

FIGURE 9
Système radiculaire de jeune graminée avec poils absorbants emprisonnant des particules terreuses.

CHAPITRE III

LA TIGE, LA FEUILLE

La *tige* existe chez tous les végétaux, sauf les *thallo phytes* et quelques *muscinées* ; elle s'élève ordinairement dans l'air verticalement et dans le prolongement de la racine principale à laquelle elle est soudée par sa base appelée *collet* ; la tige est l'organe de soutien des parties aériennes de la plante ; elle est en même temps un appareil de respiration, de transpiration et d'assimilation ; elle sert à conduire les liquides nutritifs des racines aux feuilles et inversement, et enfin elle emmagasine, dans son parenchyme, des réserves nutritrives. Elle porte les feuilles.

Il existe différentes sortes de tiges : les *tiges aériennes* et les *tiges souterraines*.

1° Les tiges aériennes sont dites *dressées* quand elles s'élèvent verticalement dans l'air, sans le secours d'aucun support : telles sont les tiges des arbres : Chêne, Noyer.

Elles sont dites *grimpantes* quand, plus grêles, elles ont besoin d'un tuteur ou d'un appui pour s'élever dans l'air : telles sont les tiges de la Vigne, du Pois, de la Bryone, qui se maintiennent à l'aide de *vrilles* après le tuteur qu'elles rencontrent ; la tige du Lierre qui se fixe au moyen de *crampons* sur un mur ou autour d'un végétal plus robuste; les tiges du Rosier, de la Ronce, qui se maintiennent au moyen de leurs *aiguillons* ou *piquants*.

Elles sont dites *volubiles* quand elles ont la propriété de s'enrouler après un support vertical : Liseron, Houblon.

Enfin, elles sont dites *rampantes* quand, trop grêles et trop faibles pour s'élever dans l'air, elles se traînent sur le sol auquel elles se fixent en émettant de nombreuses racines adventives : Fraisier. Les tiges rampantes ou *stolons* du fraisier, après s'être enracinées aux nœuds, se rendent indépendantes en se desséchant et chaque stolon enraciné fournit un nouveau pied de fraisier.

2° Les tiges souterraines, qui sont le propre d'un certain nombre de plantes, se développent sous le sol, à une profondeur toujours faible d'ailleurs, soit en rampant comme les tiges de Carex, de Sagittaire, de Sceau de Salomon, de Chiendent, d'Iris : on les appelle alors *rhizomes;* elles émettent de nombreuses racines adventives.

Parfois elles grossissent sur place en diamètre seulement : Safran, Oignon. On les nomme alors *bulbes.*

Enfin, elles peuvent se renfler à leurs extrémités et s'accroître notablement en volume pour constituer, comme les bulbes d'ailleurs, des réserves de nourriture pour la plante : Pomme de terre, Crosnes, Topinambours. On donne à ces parties de tiges renflées le nom de *tubercules.*

L'accroissement de la tige dressée se fait toujours dans le sens vertical, au moyen d'un bourgeon terminal, qui produit de jeunes feuilles nouvelles au fur et à mesure que les feuilles protectrices qui le masquaient en s'incurvant, adoptent une forme plane et s'épanouissent.

Les bourgeons qui se développent à l'aisselle des feuilles et sont nommés bourgeons axillaires, donnent naissance à des rameaux ou branches qui contribuent à la *ramification* de la tige.

On nomme *tiges adventives* celles qui naissent de bourgeons adventifs, c'est-à-dire de bourgeons nés en un point quelconque du végétal. Les tiges adventives se développent tantôt sur une racine jeune, comme sur le Framboisier, par exemple, tantôt sur une racine âgée à fleur de terre, comme sur le Peuplier, le Prunier, l'Abricotier, l'Orme, etc. On donne à ces tiges le nom de *drageons* ou de *gourmands.*

La tige *transpire*, c'est-à-dire qu'elle émet de la vapeur d'eau dans l'air ; elle *respire*, c'est-à-dire qu'elle absorbe de l'oxygène dans l'air et y rejette du gaz carbonique ; enfin la tige, pourvue de chlorophylle, *absorbe* et décompose, à la lumière seulement, l'acide carbonique de l'air, en *fixe* le *carbone* dans ses tissus et *dégage* de l'*oxygène*.

L'assimilation chlorophyllienne et la respiration, qui constituent des phénomènes inverses, s'accomplissent simultanément à la lumière dans les tiges vertes.

Chez la plupart des Dicotylédones et les Gymnospermes, la tige croît en épaisseur et forme des tissus secondaires, elle peut atteindre une épaisseur considérable et est alors dite *ligneuse* (Chêne, Hêtre, Noyer).

Par opposition, on appelle tige *herbacée*, celle dont la consistance faible est le plus souvent due au peu de développement des tissus secondaires (Graminées).

Le membre le plus essentiel d'une plante d'organisation supérieure est la *feuille*. On peut considérer que les feuilles sont des unités dont l'association forme le végétal tout entier ; la *tige* représente le support commun de toutes ces unités et la *racine* est un organe complémentaire qui répond aux nécessités de cette association. L'existence de la tige est liée à celle des feuilles et sa structure est subordonnée à la leur.

En résumé, le nom de tige est réservé au membre du végétal qui possède une symétrie *axiale*, le plus souvent, et le nom de feuille à la portion du corps végétatif qui offre une symétrie *bilatérale*.

La feuille présente trois parties essentielles qui sont :

1° la *gaine* qui, partant de la tige, rattache celle-ci au pétiole ;

2° le *pétiole*, support plus ou moins long, destiné à soutenir le *limbe* ;

3° le *limbe*, lame verte plus ou moins étalée, mince à l'ordinaire, très épaisse chez certaines plantes grasses. Le limbe peut être considéré comme l'épanouissement du pétiole.

Ces trois éléments ne sont pas toujours représentés dans la feuille.

Le pétiole manque parfois, le limbe est alors soutenu par la gaine et la feuille est dite *engainante*. Tel est le cas des feuilles de Graminées (Blé, Maïs, Avoine, etc.).

Il arrive même que le pétiole et la gaine fassent entièrement défaut. La feuille, réduite au seul limbe, est dite *sessile* et s'insère directement sur la tige (Lis, Chèvrefeuille, etc.).

Quand c'est le limbe qui manque, cas plus rare, le pétiole ou même la gaine s'élargissent pour le suppléer et remplir ses fonctions. Le pétiole élargi de l'*Acacia heterophylla* et la gaine allongée de l'*Iris*, par exemple, se nomment *phyllodes*.

On remarque en outre fréquemment, à la base du pétiole, deux expansions foliacées, caduques chez beaucoup d'arbres (Chêne, Charme, Poirier), persistantes chez le Rosier, la Fève, la Violette. On leur donne le nom de *stipules*.

Les stipules prennent parfois un développement considérable (Pois, Pensée, Aspérule). Elles remplissent les mêmes fonctions que les feuilles et suppléent parfois presque totalement celles-ci, réduites à un simple pétiole, comme dans la feuille de Gesse, par exemple.

La face inférieure du limbe, celle qui est tournée vers la terre, est dite face *dorsale*, tandis que la face supérieure, celle qui s'applique contre la tige, quand la feuille est relevée, est dite *ventrale*.

Vu par transparence, le limbe d'une feuille laisse distinguer un réseau à mailles très serrées le plus souvent constitué par des *nervures*. Une feuille de peuplier qui a passé l'hiver sur le sol et dont le parenchyme vert a été détruit par le *Bacillus Amylobacter*, donne un exemple frappant de la structure de ce réseau.

Les nervures sont parfois très saillantes du côté dorsal (Bégonia, Chou) ; quand la feuille est pourvue de poils, c'est aussi la face inférieure qui en présente le plus. Par contre, la face ventrale est plus verte.

La nervation des feuilles sert à les diviser en groupes.

On nomme feuilles *uninerves*, celles qui ne possèdent qu'une seule nervure médiane : telles sont les feuilles du Pin, du Sapin, qu'on connaît mieux sous le nom d'*aiguilles*.

Quand les feuilles sont parcourues dans leur longueur, par un certain nombre de nervures principales, parallèles, on les nomme feuilles *rectinerves*, tel est le cas de la plupart des Monocotylédones et notamment du Maïs, du Blé, de l'Avoine, de l'Iris, du Muguet (*fig.* 12).

Si, du pétiole part une seule nervure principale médiane, qui se ramifie en nervures importantes, insérées comme les barbes d'une plume, les feuilles sont dites *penninerves*. Telles sont les feuilles du Peuplier (*fig.* 14), de l'Aulne (*fig.* 15), de l'Orme (*fig.* 16 et 17), du Chêne (*fig.* 19).

Au contraire, quand du pétiole se détachent un certain nombre de nervures principales divergentes, donnant elles-mêmes naissance à des nervures accessoires, les feuilles sont dites *palminerves* : feuille d'Erable (*fig.* 21), de Vigne, de Mauve, de Liseron (*fig.* 18).

Les feuilles peuvent être *simples* ou *composées*.

1° Quand le limbe subit une *croissance uniforme* dans toute son étendue : Lilas (*fig.* 11), Muguet (*fig.* 12), Capucine (*fig.* 13), Peuplier (*fig.* 14), Aulne (*fig.* 15), Orme (*fig.* 16 et 17), Liseron (*fig.* 18), ou quand il se *ramifie seul* : Chêne (*fig.* 19), Armoise (*fig.* 20), Erable (*fig.* 21), la feuille est dite *simple*.

La feuille simple est dite :

Entière, quand son bord n'est pas découpé : Lilas (*fig.* 11), Buis, Muguet (*fig.* 12).

Dentée, quand ses bords sont découpés légèrement : Peuplier (*fig.* 14), Aulne (*fig.* 15), Orme (*fig.* 16 et 17), Charme, Noisetier.

Lobée, quand les découpures sont très prononcées et

parlagent le limbe en lobes : Vigne, Mauve, Chêne (*fig.* 19), Armoise (*fig.* 20), Erable (*fig.* 21).

Séquée, quand les découpures, encore plus prononcées, atteignent presque jusqu'aux nervures principales : Chanvre.

2° Quand c'est le *pétiole* qui se *ramifie* et que chacune de ses ramifications se termine par une *foliole* indépendante, le limbe n'est plus unique et la feuille est dite *composée*.

On peut facilement reconnaître une feuille composée à ce que la base du pétiole principal est seule pourvue d'une *gaine* ou accompagnée de *stipules*.

Le pétiole peut se ramifier en émettant de chaque côté, à divers niveaux, des pétioles secondaires portant chacun une foliole. Le nombre de ces folioles est très variable. La feuille est alors dite *composée pennée*. Telles sont les feuilles de la Vesce (*fig.* 22), du Frêne (*fig.* 27), du Robinier pseudo-acacia, du Rosier (*fig.* 28), du Sainfoin, de la Lentille.

Les pétioles secondaires peuvent être eux-mêmes ramifiés suivant la même disposition. La feuille est alors dite *composée bipennée* (Sensitive).

Si le pétiole principal se divise à un seul niveau en plusieurs pétioles secondaires, portant chacun une foliole, la feuille est dite *composée palmée*. Telles sont les feuilles du Trèfle, de la Vigne-vierge (*fig.* 25 et 26), du Marronnier d'Inde.

La position des feuilles sur la tige n'est pas toujours la même :

1° Quand plusieurs feuilles sont insérées au même nœud sur la tige, elles constituent ce qu'on appelle un *verticille*, elles sont dites *verticillées*. Les feuilles verticillées par 2 sont *opposées* (Haricot, Clématite, Houblon, Fusain) ; les feuilles verticillées par 3 sont *ternées* (Laurier-rose).

2° Quand les feuilles sont insérées isolément sur la tige, elles sont dites *alternes* (Iris, Orme (*fig.* 16 et 17), Pêcher).

La forme des feuilles d'une plante peut varier sur un
même pied. Ces modifications résultent d'une adaptation

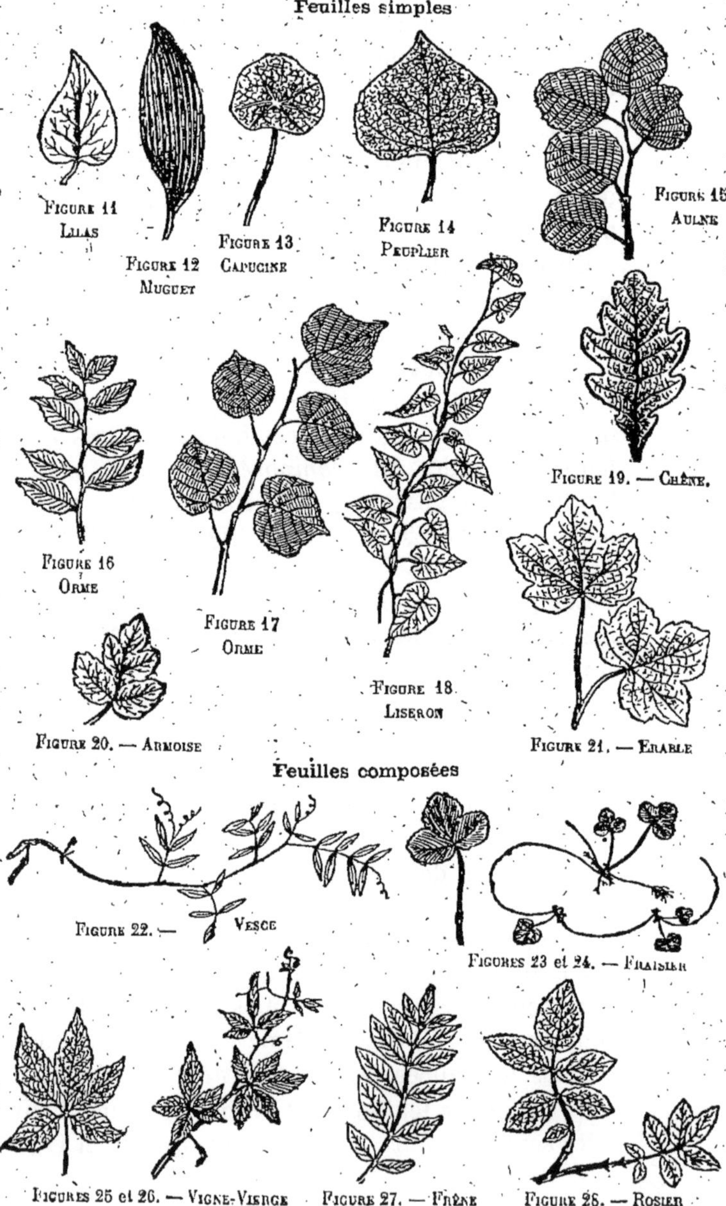

de la feuille, soit à des fonctions particulières, soit à des milieux divers.

Sur le même pied, les feuilles du Haricot sont *simples* à la base, *composées* dans la partie supérieure.

La Pivoine nous offre également des différences très sensibles sur le même sujet. Les feuilles de la base sont très profondément découpées et ces découpures vont en s'atté-

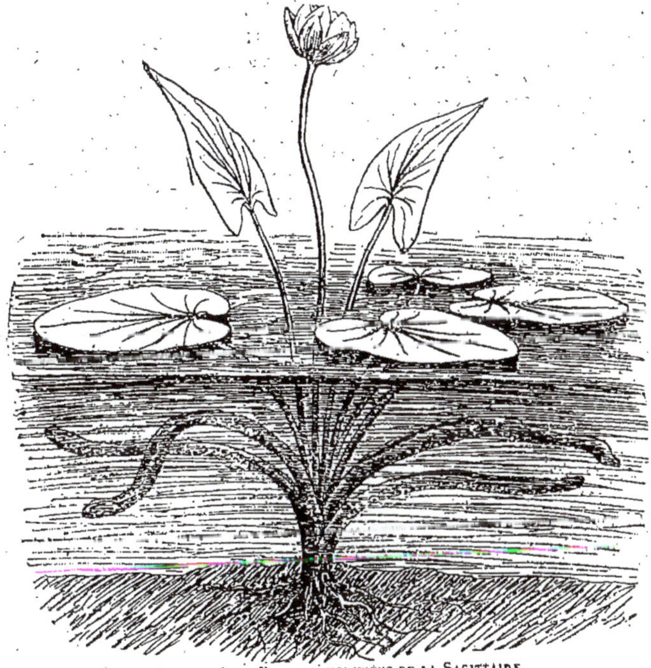

FIGURE 29. — FEUILLES MODIFIÉES DE LA SAGITTAIRE

nuant progressivement jusqu'au sommet où les feuilles deviennent simples.

Les *écailles* qui enveloppent les bourgeons ne sont que des feuilles modifiées.

Les *vrilles* que présentent les feuilles composées des Pois, Gesses, etc., ne sont que la résultante de l'atrophie des folioles.

De même les *piquants* peuvent provenir de la modification du limbe d'une feuille (Avoine, Orge, Blé barbu), des stipules (Robinier) ou de la feuille entière (Épine-vinette).

Enfin, les feuilles se modifient parfois pour accumuler

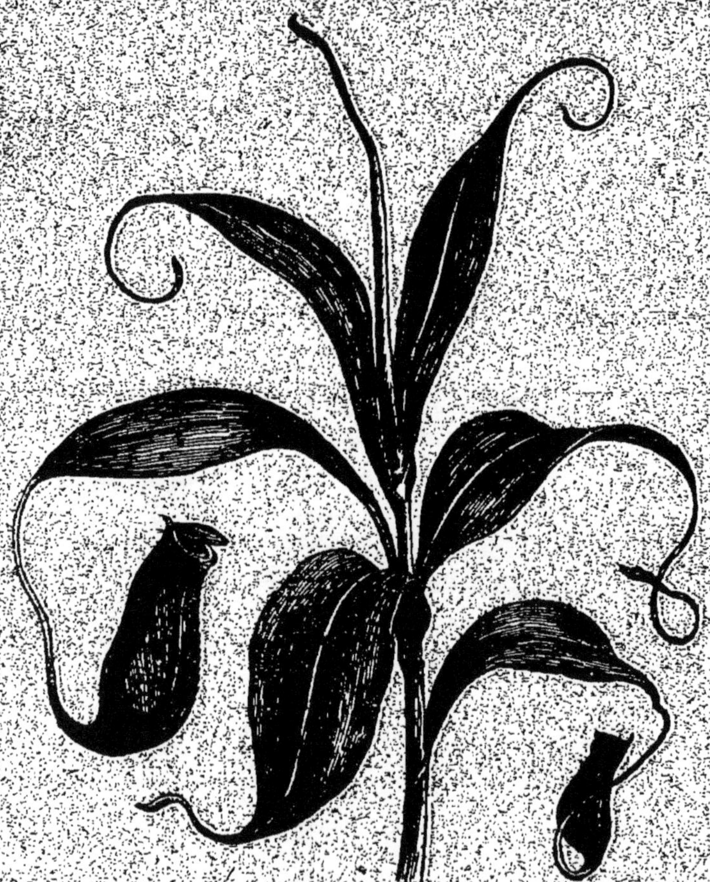

FIGURE 20. — FEUILLES MODIFIÉES DU NÉPENTHÈS

des matières nutritives de réserve. On leur donne alors le nom d'*écailles* et leur réunion constitue un *bulbe*. Le *bulbe* est dit *écailleux* quand les écailles ne se recouvrent pas complètement (bulbe de Lis) ; il est dit *tunique* quand les écailles internes sont complètement cachées par les écailles externes (Jacinthe, Tulipe, Oignon).

Sans vouloir nous étendre outre mesure sur ce sujet, nous ne pouvons omettre de mentionner les curieuses modifications de deux plantes particulièrement typiques : la *Sagittaire* et le *Nepenthès*.

La *Sagittaire* (*fig.* 29), plante aquatique, présente trois sortes de feuilles : celles qui restent submergées offrent l'aspect de longues lanières ; celles qui végètent à la surface sont ovales, et enfin les feuilles aériennes ont la forme d'un fer de flèche, d'où le nom de la plante (*sagitta*, flèche).

Le *Nepenthès* possède des feuilles pourvues d'une véritable *urne* avec couvercle, dont le fond est rempli d'un liquide spécial destiné à attirer les insectes dont la plante se nourrit et qu'elle digère presque comme le ferait un animal (Voir *fig.* 30).

La feuille a des fonctions essentielles qui sont :

1° La *Transpiration* et la *Chlorovaporisation* ;

2° La *Respiration* ;

3° L'*Assimilation chlorophyllienne*.

Transpiration et *Chlorovaporisation*. — La *sève brute* ou *ascendante*, conduite par les vaisseaux du bois à travers le pétiole et le limbe, jusqu'aux dernières ramifications des nervures de la feuille, abandonne à l'atmosphère une certaine quantité d'eau, rarement à l'état de liquide, le plus souvent à l'état de vapeur. Ce dégagement de vapeur d'eau s'opère par l'entremise d'organes appelés *stomates*. Il est plus intense sur la face *dorsale* que sur la face *ventrale*.

La transpiration a lieu *nuit* et *jour* chez toutes les feuilles, vertes ou incolores ; la chlorovaporisation s'accomplit à la *lumière* seulement et sur les feuilles possédant de la *chlorophylle*.

La quantité d'eau que dégagent les plantes est considérable et ne peut être compensée que par une absorption égale effectuée par les racines dans le sol. Plus les feuilles sont minces, plus la perte de vapeur d'eau est grande (Haricot). Les plantes grasses, qui ont des feuilles épaisses et charnues (Sedum, Aloès), en perdent beaucoup moins. Les plantes des pays chauds et secs possèdent généralement des feuilles épaisses.

Quelques chiffres feront mieux saisir les quantités d'eau que réclament dans le sol, par pluies ou arrosages, les plantes les plus communes.

Un *hectare* semé en *Avoine* perd *par jour* 25.000 kilos d'eau.

Un *hectare* planté en *maïs* perd *par jour* 36.000 kilos d'eau.

Un chêne de taille moyenne perd en 5 mois d'été 110.000 kilos d'eau environ.

Respiration et Assimilation chlorophyllienne. — La *sève brute* ou *ascendante* reçoit les principes nutritifs élaborés par la feuille, en vertu des échanges gazeux qui s'y accomplissent et c'est après qu'elle a été ainsi modifiée que la sève, dite *élaborée*, essentiellement nutritive, se répartit dans tout le végétal, à l'entretien duquel elle concourt.

La respiration des feuilles s'accomplit nuit et jour, quels que soient leur état et leur couleur.

L'assimilation chlorophylienne a lieu chez les feuilles vertes seulement et sous l'influence de la lumière. Elle est indispensable à leur existence.

Les feuilles *vertes*, dans l'*obscurité*, *absorbent* de l'*oxygène* et *dégagent* de l'*acide carbonique*.

Les feuilles *vertes*, à la *lumière* seulement, grâce à la chlorophylle, absorbent de l'*acide carbonique*, le décomposent et *dégagent* de l'*oxygène*.

Toute feuille verte exposée à la lumière est donc le siège de deux phénomènes inverses et simultanés :

La respiration (Oxygène absorbé, Acide carbonique dégagé).

L'assimilation (Acide carbonique absorbé, Oxygène dégagé).

Le *matin*, quand la lumière est faible, la respiration l'emporte sur l'assimilation.

A *midi*, en plein jour, c'est l'assimilation qui domine.

Le *soir*, la lumière diminue, l'assimilation fait place à la respiration qui seule se continue pendant la *nuit*.

Pendant la nuit, la plante perd un peu de carbone, mais en une heure, le matin, elle répare ses pertes de la nuit et tout le reste du jour, si elle perd un peu d'oxygène, elle s'enrichit en carbone. On a calculé, par le moyen du poids, la quantité de carbone fixée par les Graminées pendant leur période de végétation. Cette quantité peut atteindre 4.500 kilogrammes à l'hectare.

Tous les échanges gazeux dont nous venons de parler s'effectuent non seulement par les *stomates*, mais par toute la surface de la feuille.

La plupart des feuilles naissent au printemps et meurent en automne ; nos arbres en sont dépourvus en hiver. Elles sont dites *caduques*.

Avant de mourir, les feuilles perdent leur couleur verte par résorption de la chlorophylle, qui disparaît vers la tige et s'y accumule pour l'hiver. Tantôt elles se détachent et tombent une fois mortes (Lilas, Peuplier, Marronnier d'Inde, Sycomore), tantôt elles restent tout l'hiver, desséchées, sur l'arbre et ne tombent qu'au printemps suivant (Chêne).

Les feuilles de certains arbres, tels que les *Conifères* de nos pays (Pins, Sapins, Epicéas), le Houx, le Lierre, etc., traversent, sans périr, plusieurs périodes de végétation, elles sont alors dites *persistantes* et les arbres qui les portent sont connus sous le nom d'*arbres toujours verts*. Les feuilles persistantes meurent cependant à la longue et sont remplacées par d'autres.

CHAPITRE IV

LA FLEUR, LE FRUIT, LA GRAINE

La fleur est un ensemble de pièces florale ayant toutes pour origine des feuilles modifiées et qui son groupées au sommet d'un rameau appelé *pédicelle*, inséré sur la tige à l'aisselle d'une feuille, plus ou moins modifiée elle-même et qu'on appelle *bractée*.

La fleur est la partie de la plante qui, chez les phanérogames, renferme les organes de reproduction.

On appelle *inflorescence* la disposition des fleurs sur une plante.

Quand le pédicelle floral n'est pas ramifié, l'*inflorescence* est dite *solitaire* (Pavot, Pensée, Tulipe). Dans le cas contraire elle est dite *groupée*.

L'inflorescence *groupée* peut être *simple* si les pédicelles demeurent simples ou *composée*, si les pédicelles se ramifient à leur tour comme l'axe principal.

On donne à l'inflorescence le nom de *cyme* quand l'axe principal du pédicelle se ramifie à un seul niveau, au-dessous de la fleur qui le termine. A ce niveau surgissent des pédicelles secondaires portant chacun une fleur terminale et ramifiée de la même façon (Petite Centaurée).

On donne le nom de *grappe* à l'inflorescence dont l'axe principal se ramifie à divers niveaux. Comme exemples de *grappes simples*, nous prendrons le Lin, le Lis, le Fuchsia ; comme *grappes composées* : la Ronce, le Tabac.

La grappe très allongée se nomme *épi*. L'épi peut être *simple* comme dans la Verveine, le Carex, ou composé : Blé ; il est alors formé d'*épillets*.

Suivant que la grappe se raccourcit de plus en plus vers le sommet, on distingue les formes : 1° en *Corymbe simple* : Pommier ; en *corymbe composé* : Alisier ; 2° en *ombelle simple* : Lotier ; en *ombelle composée*, formée d'*ombellules* : Carotte ; 3° en *capitule* : Seneçon, Pâquerette.

Ces diverses formes peuvent d'ailleurs se combiner entre elles, l'inflorescence est dite *mixte*. Ainsi, le Marronnier d'Inde porte une *grappe de cymes*, l'Achillée mille-feuilles un *corymbe* de *capitules*, etc.

Nous ne pouvons nous étendre davantage, ces quelques

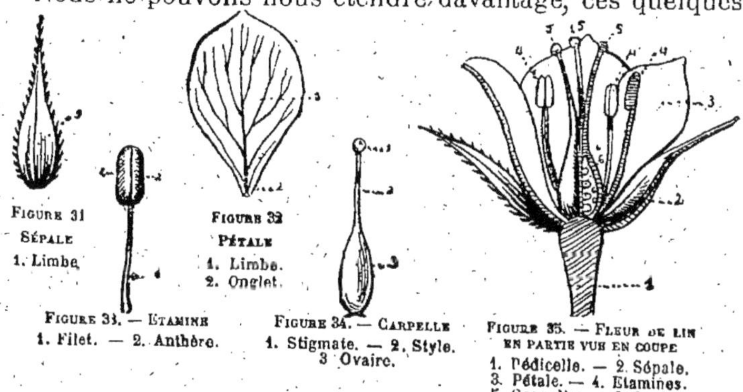

FIGURE 31
SÉPALE
1. Limbe.

FIGURE 32
PÉTALE
1. Limbe.
2. Onglet.

FIGURE 33. — ÉTAMINE
1. Filet. — 2. Anthère.

FIGURE 34. — CARPELLE
1. Stigmate. — 2. Style.
3. Ovaire.

FIGURE 35. — FLEUR DE LIN
EN PARTIE VUE EN COUPE
1. Pédicelle. — 2. Sépale.
3. Pétale. — 4. Étamines.
5. Carpelles. — 6. Ovules.

notions suffisant à expliquer les termes employés dans les chapitres suivants. Nous allons maintenant examiner les différentes pièces florales et leur rôle.

Dans une fleur complète, on distingue deux sortes d'organes : 1° L'appareil *protecteur* ; 2° L'appareil *reproducteur*.

Prenons comme exemple une fleur de lin (*fig.* 35).

L'appareil protecteur, qui peut manquer dans d'autres espèces, se compose du *calice* et de la *corolle* ; on lui donne le nom de *périanthe*. Le calice est formé de lames vertes, analogues à une feuille ordinaire, pourvues d'un limbe (*fig.* 31-1), sans pétiole et insérées sur le pédicelle (*fig.* 35-1), on leur donne le nom de *sépales* (*fig.* 31).

La corolle est formée de *pétales* bleus, rappelant de plus loin les caractères d'une feuille. Le *limbe* (*fig.* 32-1) est plus ou moins étalé, monté sur un *onglet court* (*fig.* 32-2).

L'appareil reproducteur se compose de *l'androcée*, organe *mâle*, et du *pistil*, organe *femelle*, nous verrons plus loin que l'un de ces deux organes peut manquer, mais non les deux, car la fleur serait alors *stérile*. L'androcée est formé d'*étamines* (*fig.* 33), en nombre variable suivant les espèces. Chacune de ces pièces florales comprend un *filet* (*fig.* 33-1) surmonté d'une *anthère* (*fig.* 33-2). L'anthère est creusée de 4 cavités ou sacs polliniques, qui contiennent les grains de *pollen*, poussière jaune destinée à féconder les ovules. Le pollen est généralement jaune, mais il peut être *brun* (Pavot), *bleu* (Epilobe), *rouge* ou *blanc*.

Le pistil est constitué par les *carpelles* (*fig.* 34) qui surmontent l'extrémité du pédicelle (*fig.* 35-1). Un carpelle présente à sa base un sac appelé *ovaire* (*fig.* 34-3), qui contient les *ovules* (*fig.* 35-6). L'ovaire (*fig.* 34-3) est fixé au pédicelle (*fig.* 35-1) et surmonté d'un *style* (*fig.* 34-2) que termine un organe appelé *stigmate* (*fig.* 34-1) dont la surface, couverte de papilles et enduite d'un liquide sucré, est destinée à recueillir les grains de pollen.

Quand le périanthe d'une fleur comprend calice et corolle, la fleur est *dipérianthée* : Lin (*fig.* 35), Pois, Pomme de terre, Giroflée (*fig.* 36).

Si la corolle manque, comme dans la fleur d'Ortie (*fig.* 37) ou la fleur de Clématite (*fig.* 38), où seules sont représentés les quatre sépales du calice, la fleur est *monopérianthée*.

Enfin, si le périanthe fait complètement défaut et est remplacé par une ou plusieurs bractées, comme dans le Carex, le Saule, la fleur est *apérianthée* ou *nue*.

L'appareil reproducteur peut être représenté par l'androcée et le pistil, la fleur est alors *bisexuée* ou *hermaphrodite* : Lin (*fig.* 35), Giroflée (*fig.* 36), Lis, Pomme de terre.

Si l'androcée ou le pistil manque, la fleur est *unisexuée*. Une fleur unisexuée est dite *mâle*, quand elle renferme l'androcée, et *femelle* quand le pistil s'y trouve seul (*fig.* 37: fleur femelle d'ortie).

Enfin, quand les fleurs unisexuées, mâles et femelles, sont portées par la même plante, celle-ci est dite *monoïque* : Noisetier, Maïs. Elle est, au contraire, dite *dioïque*

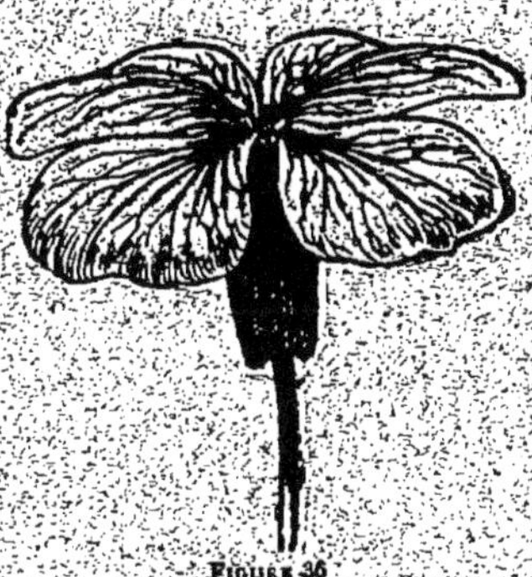

FIGURE 26
FLEUR DE GIROFLÉE

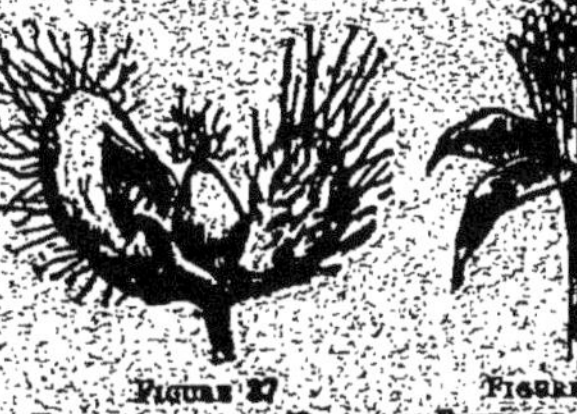

FIGURE 27
FLEUR FEMELLE D'ORTIE

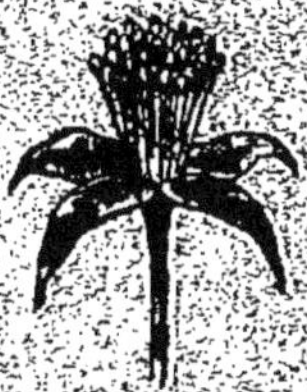

FIGURE 28
FLEUR DE CLÉMATITE

quand les fleurs mâles et les fleurs femelles sont portées uniquement par des pieds différents : Mercuriale, Chanvre.

C'est le phénomène de pénétration de l'ovule par le pollen qui caractérise la reproduction, et c'est de cette conjugaison des deux principes mâle et femelle que provient la *graine*. Une fois la fécondation opérée, les pièces florales accessoires disparaissent par résorption, seul l'ovaire continue à grossir et devient un *fruit*, à l'intérieur duquel les *ovules* se transforment en *graines*.

Malgré les expériences sensationnelles de *génération spontanée* qui ont eu lieu ces derniers temps, on peut dire, jusqu'à preuve du contraire, que tout être vivant, animal ou végétal, a pour origine des êtres qui lui ressemblent.

Un végétal peut se reproduire de deux manières :

1° Par *multiplication*, à l'aide d'un fragment quelconque de tige, feuille, racine, bourgeon. Ce mode de reproduction est dit multiplication *végétative* ou par *scissiparité* : marcottage, bouturage, greffage.

2° Par *reproduction* proprement dite, à l'aide d'éléments spéciaux : spore, œuf ou *graine*. Nous avons vu que les *Cryptogames* se reproduisaient par *œufs* ou *spores* et que seuls les *Phanérogames* se reproduisaient par *graines*.

Nous avons vu plus haut que le fruit provient du développement de l'ovaire après la fécondation. Les Phanérogames *Angiospermes*, dont les *ovules* sont *enfermés dans un ovaire*, possèdent donc seules un véritable fruit : Cerise, Pêche, Abricot, Poivre, Gousse du Haricot, de la Fève.

Les fruits sont dits *secs* quand leur péricarpe est composé de cellules mortes, minces et sèches. Les fruits secs qui ne contiennent qu'une graine sont des *akènes* : Blé, Maïs, Renoncule ; quand ils en contiennent un nombre indéterminé, ce sont des *capsules* : Pois, Pavot, Pivoine.

Les fruits sont dits *mous* quand leur parenchyme, en général bien développé, est mou en totalité ou en partie à la maturité. Les fruits mous *sans noyau* sont des *baies* : Pomme de terre, Troène, Morelle noire, Belladone ; *avec noyau*, ce sont des *drupes* : Cerise, Pêche, Amande, Prune.

Dans la fraise, les akènes sont portés par un renflement du pédicelle floral appelé *gynophore* ; le calice persistant enveloppe à peu près complètement le fruit, chez l'Alkékenge ; il l'enveloppe en partie dans le Châtaignier, le Noisetier, etc. Enfin, la Mûre, la Figue sont des fruits *composés*.

Les Phanérogames *gymnospermes*, dont les *ovules* sont *portés à nu* par de simples écailles, ne produisent pas de fruit à proprement parler, on donne cependant ce nom aux *cônes femelles* du Pin, du Sapin, etc., qui sont rangés dans la catégorie des fruits composés.

La graine bien conformée, entièrement mûre et de provenance assez récente, est une plante véritable, à l'état de *vie ralentie*, mais capable d'entrer en état de vie active quand les conditions nécessaires à sa germination se trouvent réunies. Ces conditions sont l'humidité, l'air et la chaleur.

Examinons une graine de Lupin, par exemple, après l'avoir fait tremper dans l'eau pendant quelques heures afin d'en bien faire apparaître les différents organes. Nous voyons qu'elle est formée d'une enveloppe extérieure, le *tégument* qui recouvre et protège l'*amande*. Sur ce tégument, il est facile de remarquer le point d'insertion de la graine à la gousse qui l'a renfermée, c'est le *hile* (fig. 39-1).

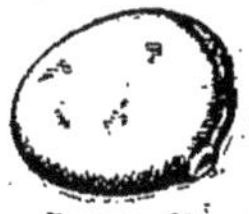

L'humidité a fait gonfler l'amande, véritable plante en miniature ou *plantule*. En séparant délicatement les deux parties qui la composent (*fig.* 40) nous voyons que ce sont deux feuilles modifiées, spéciales, réserves de nourriture pour le développement de la graine. On donne à ces deux organes le nom de *cotylédons*. Appliqués étroitement l'un contre l'autre, les cotylédons entourent l'axe de la plantule qui comprend la *radicule*, la *tigelle* et la *gemmule* ou bourgeon terminal.

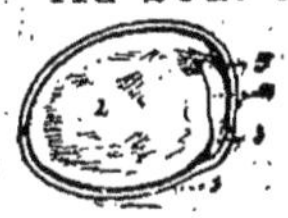

FIGURE 39
GRAINE DE LUPIN
1 lile.

Au bout de quelques jours, les conditions de germination restant favorables, la radicule distend et déchire le tégument (*fig.* 41), elle s'allonge et se dirige verticalement vers la terre. Le développement en sens inverse de la *tigelle*, soulève les cotylédons hors de terre ; celui de la *gemmule* provoque la chute du tégument (*fig.* 42). Les cotylédons s'épanouissent alors et ils constituent les premières feuilles de la tigelle, plus tard la *tige*, qui portera feuilles, fleurs et fruits, grâce à la *racine* qui puisera dans la terre, par ses *radicelles*, les sucs nutritifs dont la plante a besoin pour végéter normalement.

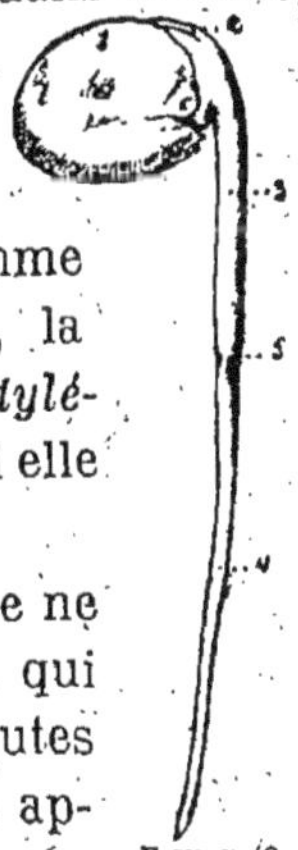

FIGURE 40
GRAINE DE LUPIN
VUE EN COUPE
1. Tégument.
2. Amande sépa ée en deux (cotylédons).
3. Radicule.
4. Tigelle.
5. Gemmule.

Quand les graines des Phanérogames angiospermes renferment deux cotylédons, comme dans l'exemple que nous venons de citer, la graine est alors appelée *dicotylédone*, ainsi que le végétal auquel elle donne naissance : Lupin, Fève.

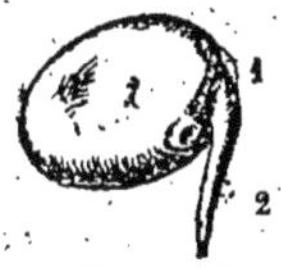

Tantôt, au contraire, la graine ne renferme qu'un seul cotylédon qui enveloppe la plantule de toutes parts. Ce cotylédon unique est appliqué contre une réserve nutritive supplémentaire, l'*albumen*, et la graine est dite *monocotylédone*, ainsi que la plante qui en naît : Maïs, Blé.

FIGURE 41
GRAINE DE LUPIN
EN GERMINATION
1. Tégument déchiré
2. Radicule développée.

FIGURE 42
JEUNE PLANT
DE LUPIN
1 Tégument fané.
2. Cotylédons.
3. Tige.
4. Racine.
5. Collet.

CHAPITRE V

CRYPTOGAMES

CRYPTOGAMES CELLULAIRES

Dans un précédent ouvrage (1) nous avons examiné en détail la structure, la conformation et le mode de reproduction de ces végétaux inférieurs et nous n'y reviendrons ici que pour citer simplement ceux d'entre eux qui peuvent présenter un intérêt quelconque au point de vue médicinal : nous voulons parler de *l'ergot de seigle*, de *l'amadou* et de *l'agaric blanc*.

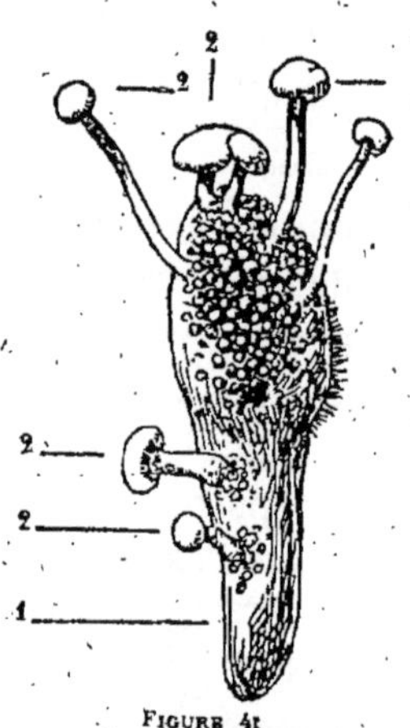

FIGURE 4r
ERGOT DE SEIGLE
1. Ergot. — 2. Développement du champignon.

L'Ergot de seigle est produit par un champignon, le *Claviceps purpurea*, qui vit aux dépens de l'épi de seigle, de blé et d'avoine, et se développe surtout dans les années humides. C'est un corps à peu près cylindrique, arqué, légèrement effilé à ses extrémités, de teinte brune ou violâtre, creusé d'un sillon sur sa face concave et mesurant de 2 à 5 centimètres de longueur sur 2 à 4 millimètres de largeur.

---

(1) Les champignons comestibles et vénéneux, par A. de la Rocque. M. Nodot, éditeur, 10, rue Monsieur-le-Prince, Paris.

Le principe actif de l'ergot de seigle est un alcaloïde éminemment dangereux : l'*ergotinine*, qui ne s'emploie qu'à doses infinitésimales (1/4 à 1/2 milligramme) dans les hémorragies internes. C'est assez dire que l'on doit impitoyablement rejeter de la consommation, pour l'homme et pour les animaux, les céréales attaquées par le *claviceps purpurea*, et laisser au médecin seul le maniement d'un produit aussi dangereux que l'*ergotine*.

L'AMADOU est fourni par deux espèces de champignons de la famille des Polyporées, le *Polyporus fomentarius* et le *Polyporus igniarius*, qui se développent, le premier sur le tronc des chênes, des hêtres et des tilleuls, le second sur les peupliers et les saules. Le premier est le plus apprécié. Il se présente sous la forme d'un sabot de cheval ; son chapeau, épais, résistant, d'un noir luisant, est recouvert d'un épiderme rouillé, sillonné de zones concentriques. On enlève cette couche superficielle et aussi les tubes hyméniaux qui garnissent la face inférieure du chapeau, puis on coupe celui-ci en tranches minces que l'on met tremper dans l'eau et que l'on bat ensuite avec un maillet de bois pour les attendrir. On obtient de la sorte l'*amadou* que tout le monde connaît et qui jouit de propriétés hémostatiques très utiles dans les cas d'hémorragie externe abondante.

L'AGARIC BLANC, *Polypore du mélèze* (*Polyporus officinalis*) est un champignon vénéneux, se présentant sous la forme d'un cône arrondi, recouvert d'une écorce dure, blanchâtre, lisse, striée de lignes brunes parallèles. On l'emploie comme purgatif drastique, à petites doses, mais c'est le médecin seul qui doit le prescrire.

Avant d'en terminer avec les cryptogames cellulaires, il nous faut mentionner les ALGUES, plantes à texture cellulaire, vivant dans l'eau ou sur des substances humides et n'ayant pas non plus de racines véritables. L'espèce la plus connue et la plus employée est la MOUSSE D'ISLANDE, *Mousse perlée*, *Carragaheen* (*Fucus crispus*), algue très répandue sur nos côtes. On la reconnaît à ses longs filaments cornés, élastiques, aplatis, crispés sur les bords, translucides, colorés en jaune clair; garnis de petites capsules arrondies, hémisphériques, qui sont les organes reproducteurs.

La mousse d'Islande, séchée, est employée comme pectorale, en infusion (5 gr. pour 1 litre d'eau bouillante).

La Mousse de Corse, mélange de plusieurs algues, parmi lesquelles l'*Alsidium helminthocorton*, est employée comme vermifuge pour les enfants, ainsi que la Coralline blanche (*Corallina officinalis*), très répandue sur nos côtes.

Les Lichens, longtemps considérés comme plantes autonomes, ne sont en réalité que des parasites, vivant aux dépens de différentes algues. Quelques variétés de lichens habitent notre pays, mais sont sans intérêt, seul le Lichen d'Islande (*Cetraria Islandica*) jouit de propriétés pectorales très appréciées.

CRYPTOGAMES VASCULAIRES

Au contraire des précédents qui, privés de *chlorophylle*, ne présentent ni tige, ni racines, ni feuilles, ni fleurs, les cryptogames vasculaires sont de véritables plantes, sans fleurs, il est vrai, et, par conséquent, sans graines, mais possédant tous les autres signes des végétaux supérieurs : tige, feuilles et racines.

Dans ce groupe relativement important, nous remarquerons seulement les *Fougères* et les *Lycopodes*.

Famille des Polypodiacées

Cette famille comprend diverses variétés de fougères, parmi lesquelles nous ne retiendrons que :

1° La Fougère male (*Aspidium Filix mas*), plante vivace qui croît dans les bois et les lieux ombragés et rocailleux, et dont les frondes enroulées en crosse avant leur développement sont profondément découpées, présentent des nervures fines et portent à leur face inférieure et sur les bords des amas de couleur jaune ou brune appelés *sores*, formés de sporanges remplis de spores.

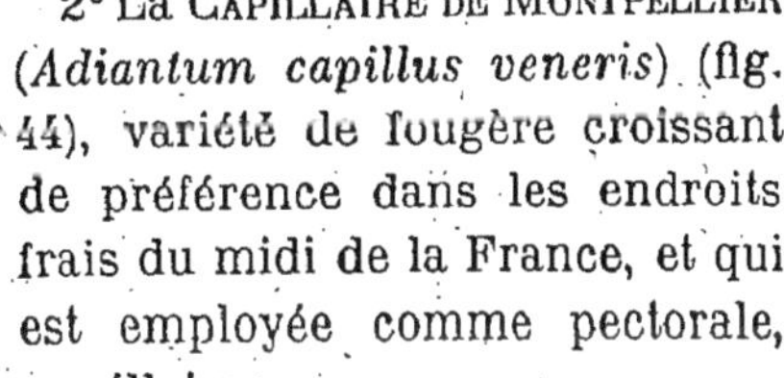

Le principe actif de la fougère mâle est localisé dans le rhizome ou racine, où il est sécrété par des glandes spéciales. C'est un des meilleurs ténicides connus. On l'emploie, sous forme de poudre de rhizome, à la dose de 8 à 10 grammes, mais le plus souvent en extrait éthéré (3 à 6 grammes, en capsules de 50 centigrammes) contre les différentes sortes de ténias.

2° La Capillaire de Montpellier (*Adiantum capillus veneris*) (fig. 44), variété de fougère croissant de préférence dans les endroits frais du midi de la France, et qui est employée comme pectorale,

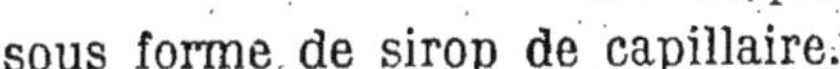

Figure 44

Capillaire de Montpellier

sous forme de sirop de capillaire.

3° La Scolopendre (*Scolopendrium officinale*), autre variété croissant également dans l'ouest et le sud de la France, en terrains humides et qui entre dans la fabrication du sirop de rhubarbe composé.

Famille des Lycopodiacées

Le Lycopode (*Lycopodium clavatum*) est une plante herbacée, vivace, à tige ramifiée, grêle, à feuilles très petites, qui croît spontanément sur les coteaux pierreux et boisés. La poudre de lycopode, qu'on emploie surtout pour la toilette des enfants, dans le but de leur éviter l'intertrigo, est composée uniquement des spores de la plante, qu'on recueille en secouant fortement les feuilles mûres au-dessus d'un tamis de crin très fin.

CHAPITRE VI

PHANÉROGAMES

PHANÉROGAMES GYMNOSPERMES

Les phanérogames, végétaux complets, possédant feuilles, tiges, racines et *fleurs*, et par suite se reproduisant par *graines*, comprennent la plus grande partie des espèces de plantes connues. C'est dans ce grand embranchement du règne végétal que nous allons trouver la plupart des plantes qui nous intéressent.

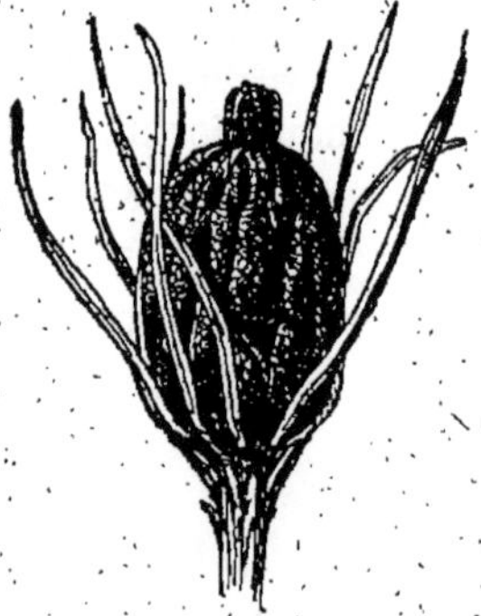

Les botanistes, dans le but de rendre plus claire et plus facile la classification du règne végétal, ont divisé les phanérogames en deux sous-embranchements : les *gymnospermes* et les *angiospermes*.

Les *Phanérogames gymnospermes* sont des plantes à fleurs, dont les ovules sont portés à *nu* par de simples écailles qui ne leur forment pas une enveloppe close : *Pin, Sapin, Mélèze, Genévrier,* etc.

Les *Phanérogames angiospermes* sont des plantes à

FIGURE 46

FLEURS MALES DU PIN

fleurs, dont les ovules sont enfermés dans un réceptacle clos ou *ovaire* : *Haricot, Lin, Giroflée, Moutarde, Lis,* etc.

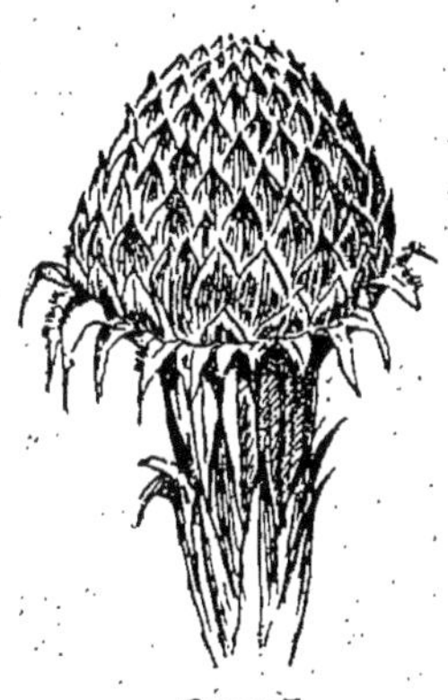

FIGURE 47
FLEURS FEMELLES DU PIN

Les Gymnospermes se rapprochant beaucoup plus des cryptogames vasculaires que les Angiospermes, c'est par la classe des Gymnospermes que nous devons commencer, pour suivre l'ordre que nous nous sommes tracé et aller du simple au composé.

Trois familles principales renferment la totalité des phanérogames gymnospermes de nos climats, ce sont : les *Gnétacées*, les *Conifères* et les *Cycadées*.

Seule, la famille des Conifères étant de nature à nous intéresser, nous ne nous arrêterons pas aux autres.

FAMILLE DES CONIFÈRES

Les plantes de cette famille sont des arbres verts et résineux, dont les fruits groupés en masses souvent coniques sont appelés *cônes*. Les conifères se subdivisent en plusieurs sous-familles ou tribus, qui sont les *Abiétinées*, les *Cupressinées* et les *Taxinées*.

La tribu des *Abiétinées* comprend les Pins (*Pinus*), Sapins (*Abies*), Epicéas (*Picca*), Cèdres (*Cedrus*) et Mélèzes (*Larix*).

Le SAPIN ARGENTÉ (*Abies pectinata*) fournit la térébenthine d'Alsace, le PIN MARITIME (*Pinus maritima*) et le PIN SAUVAGE (*Pinus sylvestris*) fournissent la térébenthine commune. Ce sont les bourgeons du pin sauvage, improprement appelés *bourgeons de sapin*, qu'on emploie couramment en infusion comme diurétiques, excitants et balsamiques. Ils doivent leurs propriétés actives à l'oléo-résine qui enduit leurs écailles et souvent exsude du court rameau qui les supporte.

L'écorce du pin sauvage est utilisée dans la confection des étoffes dites en laine hygiénique, et enfin la distillation sèche des troncs et racines des pins *sylvestre* et *maritime* donne un produit dont l'éloge n'est pas à faire : le goudron végétal, plus connu sous le nom de goudron de Norwège.

La tribu des *Cupressinées* comprend les Cyprès (*Cupressus*), Genévriers (*Juniperus*) et Thuyas (*Thuia*).

La SABINE (*Juniperus sabina*) (fig. 48) est un arbrisseau

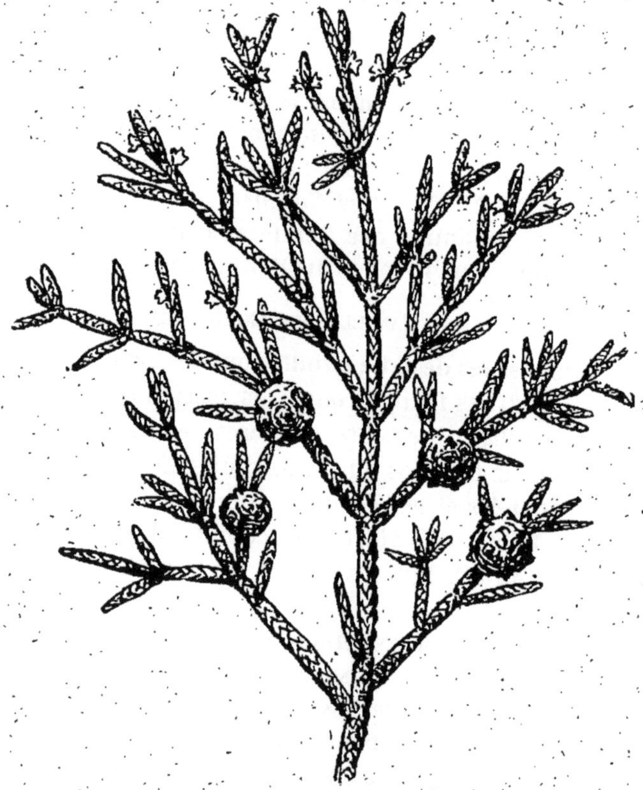

FIGURE 48. — SABINE

à feuillage persistant, qu'on rencontre communément dans les montagnes du Dauphiné, des Alpes et des Pyrénées, et qu'on cultive parfois comme arbuste d'ornement dans les jardins et les cimetières.

Les rameaux portent parfois des petites baies d'une teinte bleuâtre, grosses comme un pois, d'une saveur amère et fortement aromatique. La sabine est une plante dangereuse, dont le principe actif, une huile essentielle, provoque, à doses un peu élevées, des hémorragies internes. On l'emploie comme emménagogue à l'intérieur, mais sous le contrôle du médecin. A l'extérieur, la poudre de sabine est utilisée contre les végétations, les chancres et les verrues. Nous ne pouvons qu'en déconseiller absolument l'usage familial.

Une autre variété du genre sabine, le *Juniperus Oxycedrus*, qui croît dans notre Midi méditerranéen, donne par distillation en vase clos l'*huile de cade*, dont on se sert à l'extérieur, pour le traitement de certaines maladies de peau.

Le GENÉVRIER (*Juniperus communis*) est un arbrisseau résineux commun dans notre pays et dans toute la zone tempérée et froide des deux continents d'Europe et d'Amérique. Ses baies, qui n'atteignent leur complète maturité qu'à la fin de la seconde année, et sont alors d'une couleur bleu violacé, servent à préparer, après distillation, une eau-de-vie connue en France sous le nom de *genièvre*, et dans les pays anglo-saxons sous celui de *gin*. Ces baies, quand on les écrase, exhalent une odeur résineuse ; leur saveur est sucrée et aromatique. En infusion, fraîches, elles sont diurétiques et sudorifiques.

La tribu des *Taxinées* ne comprend qu'un petit nombre d'espèces, parmi lesquelles une seule est de nature à nous intéresser ici : c'est l'IF (*Taxus baccata*), (PL. I, *fig*. 1), arbre à feuillage persistant, dont certains sujets ont atteint, dans nos pays, une longévité extraordinaire (1.200 à 1.500 ans : ifs de la Haye-de-Routot, d'Estry, etc.). Ses baies rouges ont occasionné fréquemment la mort d'enfants qui les avaient absorbées. Les bestiaux qui, d'ordinaire, dédaignent ses feuilles, subissent cependant fréquemment des intoxications mortelles en les absorbant par mégarde, mélangées à l'herbe des pâturages.

PHANÉROGAMES ANGIOSPERMES

Nous avons vu que ce sous-embranchement comprenait la plupart des plantes qui nous intéressent, aussi l'a-t-on divisé encore en deux groupes de moindre importance : les *Monocotylédones* et les *Dicotylédones*. Bien que, dans un chapitre précédent, nous ayons expliqué ce qui différencie ces deux groupes, nous allons le résumer encore une fois rapidement.

Les *monocotylédones* : 1° ont un *embryon* pourvu d'*un seul cotylédon* ; 2° les pièces qui composent la fleur (sépales, pétales, étamines, carpelles) sont le plus souvent *au nombre de 3 ou d'un multiple de 3*, par exemple 6 ; 3° leurs *feuilles* sont généralement étroites et longues, alternes, pourvues de *nervures* souvent *parallèles* et s'étendant d'une extrémité à l'autre ; 4° le *calice* et la *corolle* de la fleur sont ordinairement *de même couleur* ; 5° les *tiges* aériennes sont *rarement ramifiées* et leur *accroissement* en *diamètre* n'est généralement *pas dû* à des *formations ligneuses* secondaires ; 6° les *racines* sont *latérales* ou *adventives* et le *pivot nul* ou précocement atrophié. Le *Blé*, le *Maïs*, le *Lis*, les *Palmiers*, l'*Iris* sont des *monocotylédones*.

Les *dicotylédones* : 1° ont un *embryon* pourvu de *deux cotylédons* ; 2° les pièces qui composent la *fleur* sont généralement au nombre de 4, de 5 ou d'un multiple ou sous-multiple de ces deux nombres (2, sous-multiple de 4 ; 10, multiplé de 5) ; 3° leurs *feuilles*, généralement *pétiolées*, sont pourvues de *nervures ramifiées*, se rattachant à une cu plusieurs nervures principales ; 4° le *calice* et la *corolle* de la fleur sont de *couleur différente* ; 5° leur *tige*, ordinairement ramifiée, s'épaissit par une série de *couches annuelles* et *concentriques* libéro-ligneuses ; 6° la *racine* à *pivot* souvent *persistant* s'épaissit, comme la tige, au moyen de formations secondaires. Le *Chêne*, le *Haricot*, la *Giroflée*, le *Lupin*, l'*Ortie* sont des *dicotylédones*.

I. — MONOCOTYLÉDONES

Famille des Graminées

Les plantes qui composent cette famille végétale si importante au point de vue alimentaire, sont assez connues de
tous pour nous dispenser de toute description. Citons seulement les principales :

Tribu des *Maydées*	le Maïs (*Zea mays*) ;
— — *Oryzées*	le Riz (*Oryza sativa*) ;
— — *Andropogonées*	le Sorgho (*Sorghum*) ; la **Canne à** sucre (*Saccharum officinarum*) ;
— — *Phalaridées*	la Flouve des prés (*Anthoxanthum*) ; le Vulpin (*Alopecurus*) ;
— — *Avénées*	l'Avoine (*Avena sativa*) ;
— — *Festucées*	le Pâturin des prés (*Poa*) ; la Canne de Provence (*Arundo donax*) ; le Brome (*Bromus*) ;
— — *Hordées*	le Blé (*Triticum vulgare*) le Chiendent (*Triticum repens*) ; le Seigle (*Secale cereale*) ; l'Orge (*Horduum vulgare*);
— — *Bambusées*	le Bambou (*Bambusa*).

La plupart de ces graminées sont comestibles pour
l'homme, et on les désigne communément sous le nom de
céréales.

Nous ne nous étendrons pas sur leur valeur alimentaire propre, ce qui serait sortir de notre cadre, nous mentionnerons seulement les propriétés médicinales de chacune d'elles.

Le Seigle et le Blé, utilisés seulement pour l'alimentation, peuvent cependant être nuisibles quand ils sont en-

vahis par un champignon parasite, le *Claviceps purpurea*, qui produit l'*Ergot*. (Voir CHAPITRE V : *Cryptogames cellulaires, fig.* 43.)

Le grain d'AVOINE, dépouillé de son enveloppe, constitue ce qu'on appelle le *gruau* d'avoine, et à ce titre on l'emploie en tisane comme reconstituant, dans la convalescence des fièvres graves.

Mentionnons la poudre d'amidon de RIZ, l'eau de riz qu'on administre dans les cas de diarrhée.

Le grain de l'ORGE, plus ou moins dépouillé de ses enveloppes, et connu comme tel sous les noms d'*orge mondé* et d'*orge perlé*, est un médicament des plus populaires. On l'emploie comme tisane rafraîchissante et en gargarismes.

La CANNE DE PROVENCE, qui croît communément dans la région méditerranéenne, passe pour un diurétique très actif. Les nourrices utilisent, pour faire passer leur lait, la tisanne de Canne de Provence, préparée par infusion du rhizome charnu de la plante et additionnée de 2 à 4 grammes de sulfate de potasse par litre.

Le CHIENDENT, qui fait le désespoir des agriculteurs, est aussi un remède populaire par excellence. On en a un peu exagéré les propriétés diurétiques. Aussi est-il bon de lui adjoindre, dans ce but, 1 à 2 grammes de nitrate de potasse par litre d'infusion.

La plupart des herbes de nos prairies, les gazons, etc., appartiennent à cette si importante famille des graminées, sur laquelle nous ne nous arrêterions pas plus longtemps, si la CANNE A SUCRE, bien que n'étant pas originaire de nos pays, ne méritait une mention spéciale. Depuis la découverte du sucre de betterave, il est juste d'ajouter qu'elle est bien déchue de son antique splendeur.

FAMILLE DES CYPÉRACÉES

Citons seulement dans cette famille, d'ailleurs peu importante : 1° le SOUCHET COMESTIBLE (*Cyperus esculentus*), qui offre une saveur agréable et des propriétés nutritives et rafraîchissantes assez marquées ; 2° le CAREX DES SABLES, *Salsepareille d'Allemagne, Laiche des sables* (*Carex arenaria*), qui croît communément sur les bords de la mer, dans les endroits arides, les dunes, et qu'on employait autrefois dans les affections cutanées opiniâtres, comme dépuratif.

FAMILLE DES ALISMACÉES

Nous n'aurions pas cité cette famille de plantes aquatiques, dépourvue d'intérêt au point de vue qui nous occupe, si l'un de ses représentants, la SAGITTAIRE (*Sagittaria sagittæfolia*), ne nous avait servi d'exemple dans la démonstration botanique du commencement de ce livre.

Les autres sont : le PLANTAIN D'EAU (*Alisma plantago*) et le JONC FLEURI (*Butomus umbellatus*), qui appartient à la sous-famille des *Butomées*.

FAMILLE DES AROÏDÉES

Cette famille comprend des plantes terrestres à rhizome tuberculeux ou à tige charnue ; marécageuses à rhizome horizontal ; aquatiques nageantes et grimpantes.

La tribu des *Arées* renferme les différentes variétés d'ARUM : ARUM TACHETÉ, *Gouet, Pied de veau* (*Arum maculatum*) (PL. I, *fig.* 2) dont le rhizome était employé, autrefois, comme vomitif ; l'*Arum italicum* et l'*Arum esculentum*, qui fournissent la fécule connue sous le nom d'*arrowroot de Portland*, si employée dans l'alimentation des enfants du premier âge.

La tribu des *Acorées*, dont le seul spécimen de nature à nous intéresser est l'ACORE VRAI (*Acorum calamus*) (PL. I, fig. 3).

L'ACORE VRAI est une plante qu'on rencontre à l'état sauvage dans la plus grande partie de l'Europe septentrionale. C'est son rhizome rugueux, ridé, côtelé, de saveur aromatique et amère, qu'on utilise, comme stimulant et tonique. On l'emploie surtout dans la confection de plusieurs élixirs stomachiques réputés.

Famille des Palmiers

Cette famille importante, dont tous les spécimens sont
originaires des pays chauds et ne sont représentés chez nous que dans les serres ou dans les appartements, mérite cependant une mention particulière.

Les palmiers sont des végétaux arborescents, dont les tiges, qui ne se *ramifient jamais*, ne rappellent aucunement celles des arbres de nos pays. Ces derniers, en effet, s'accroissent régulièrement en diamètre, en même temps que s'accentue leur développement en hauteur. Au contraire, la tige

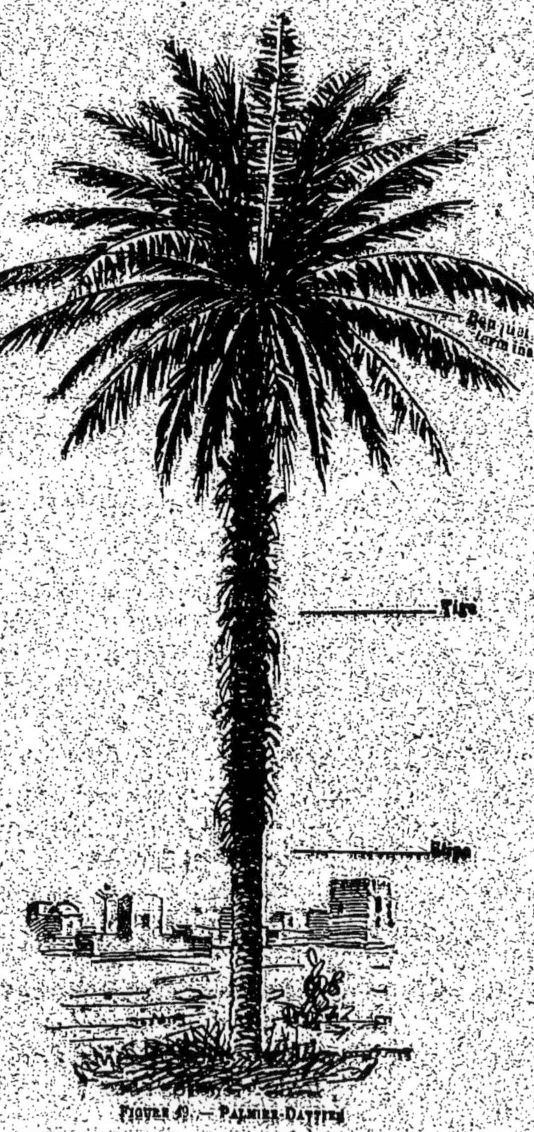

Figure 49. — Palmier-Dattier

d'un palmier, quel que soit son âge, est d'un diamètre

constant, de la base au sommet, à partir d'un point au-dessous duquel elle est plus mince et qui correspond à la pousse de la première année. Cette partie mince de la tige est appelée *stipe* ; toutes les feuilles des palmiers sont réunies au sommet en une sorte de bouquet ; à mesure que le bourgeon terminal forme de nouvelles feuilles, les anciennes meurent et se détachent du tronc, auquel elles abandonnent les bases de leurs pétioles, qui lui forment une sorte de gaine protectrice.

Les feuilles des palmiers sont simples, ce n'est qu'en vieillissant qu'elles se déchirent régulièrement, de façon à paraître pennées ou composées.

Les principales tribus de la famille des palmiers sont :

1° Les *Coryphées*, groupe qui comprend le PALMIER-ÉVENTAIL (*Chamærops humilis*) ; le PALMIER A CIRE (*Corypha cerifera*) ; le PALMIER DATTIER (*Phœnix dactylifera*) (*fig.* 49) ;

2° Les *Lépidocaryées*, parmi lesquelles le PALMIER-JONC (*Calamus*), le RAPHIA, etc. ;

3° Les *Borassées*, type principal : le LATANIER (*Latania*) ;

4° Les *Cocosées*, parmi lesquelles le COCOTIER (*Cocos nucifera*) ; le PALMIER A HUILE (*Elæis*), etc., etc.

C'est encore quelques espèces de la famille des palmiers, les SAGOUTIERS (*Metroxilon Rumphii*), (*Metroxilon læve*), (*Raphia Ruffia*), qui fournissent le vrai *Sagou* ou sagou des Indes-Orientales, fécule précieuse comme reconstituant et anticachectique, mais malheureusement presque toujours falsifiée dans le commerce.

FAMILLE DES LILIACÉES

Cette famille, représentée par un grand nombre d'espèces dans nos climats, et dans laquelle le type des Monocotylédones atteint son développement le plus complet, se subdivise en trois grandes sous-familles : les *Colchicinées*, les *Liliinées* et les *Asparaginées*.

Chacune de celles-ci se divise à son tour en tribus, que nous allons passer successivement en revue.

1. — *Colchicinées*

La tribu des *Vératrées*, la première du groupe, comprend le VÉRATRE BLANC, *Hellébore blanc* (*Veratrum album*) plante abondamment répandue dans les régions montagneuses du centre et du midi de la France.

Son rhizome, seul actif et seul employé, possède une saveur amère, âcre et brûlante ; réduit en poudre, il provoque l'éternuement, aussi l'emploie-t-on fréquemment comme poudre sternutatoire. Il réussit assez bien dans la goutte, les affections nerveuses et les maladies de la peau, mais c'est le médecin seul qui doit prescrire les doses convenables.

La tribu des *Colchicées*, dont le Colchique des prés est le type le plus remarquable, clôt ce groupement.

Le COLCHIQUE D'AUTOMNE, *Safran des prés, Tue-chien, Lis vert, Narcisse d'automne, Veillote, Chenarde, etc.,* (*Colchicum autumnale*) (PL. I, *fig.* 4), croît dans notre pays, surtout au milieu des prairies et pâturages. C'est une plante dangereuse qu'il faut détruire autant que possible. A l'état frais, les bestiaux ne la pâturent pas, mais quand elle est sèche et dispersée au milieu des foins, elle peut occasionner des troubles graves, des inflammations d'intestins souvent mortelles.

L'alcaloïde que renferme le colchique (la *colchicine*) est très inégalement réparti dans la plante, le bulbe en contient moins que les fleurs et les fleurs beaucoup moins que les graines. En médecine, on emploie couramment les préparations de colchique, considérées avec raison comme un des meilleurs spécifiques de la goutte, des accidents rhumatismaux, de l'hydropisie, etc.

La *teinture de bulbes* de colchique s'administre à la dose de 1 à 8 grammes ; l'*alcoolature*, à la dose de 2 à 5 grammes ; l'*extrait*, à la dose de 1 à 4 grammes ; le *vin*, à la dose de 5 à 10 grammes.

L'*alcoolature de fleurs* de colchique s'emploie à la dose de 2 à 5 grammes.

La *teinture de semences* se donne à la dose de 1 à 5 grammes ; l'*extrait* à la dose de 1 à 10 centigrammes et le vin, à la dose de 4 à 8 grammes.

Enfin, l'alcaloïde lui-même, la *colchicine* ne s'emploie qu'à doses infinitésimales : 1/2 à 2 milligrammes par jour, soit en granules, soit en solution ou encore en vin.

Sous quelque forme qu'on les administre, les préparations de colchique doivent être très exactement dosées, et leur emploi surveillé, à cause de l'élimination très lente du principe actif. On ne doit *jamais* essayer de préparer soi-même un remède à base de colchique.

2. — Liliinées

La tribu des *Tulipées*, première du groupe, ne renferme que des plantes ornementales, sans propriétés médicinales bien définies : les TULIPES (*Tulipa*) ; les JACINTHES (*Hyacinthus*), les LIS, dont le LIS BLANC (*Lilium candidissimum*) est l'espèce la plus répandue et dont on utilise parfois le *bulbe* souterrain, cuit sous la cendre, comme émollient dans les cas d'engelures et de plaies enflammées.

La tribu des *Alliées* groupe un certain nombre d'espèces comestibles, telles que l'AIL (*Allium sativum*), l'OIGNON (*Allium cepa*), le POIREAU (*Allium porrum*), la CIBOULE (*Allium fistulosum*), l'ECHALOTE (*Allium scalonicum*), etc.

Enfin, la tribu des *Scillées*, dont une seule espèce nous intéresse, le SCILLE MARITIME (*Scilla maritima*), plante qui croît dans les régions sablonneuses au bord de la Méditerranée et de l'Atlantique. On emploie, sous le nom de *squames de scille*, la partie médiane des écailles bulbaires de cette plante. Elles s'administrent sous forme de poudre, de teinture et d'extrait alcoolique, mais leur mode de préparation est du ressort de la pharmacie qui nous les vend sous le nom de *vin et d'oxymel scillitiques*.

3. — Asparaginées

La tribu des *Paridées* ne renferme qu'une plante susceptible de nous intéresser, c'est la PARISETTE A QUATRE FEUIL-

LES, *Raisin de renard*, *Étrangle-loup* (*Paris quadrifolia*) (PL. I, *fig.* 5), plante herbacée, vivace, atteignant une hauteur de 30 centimètres en moyenne, qui croît de préférence dans les lieux humides et les prés ombreux. Elle est très commune en France et ses fruits charnus, noirâtres, que les enfants ont tendance à manger, ont très souvent occasionné des accidents graves. Toutes les parties de cette plante : racine, feuilles, fleurs et fruits sont vénéneuses. On l'employait autrefois en médecine, la racine comme vomitif, les feuilles comme purgatif, sudorifique et antispasmodique, mais son usage doit être absolument déconseillé, comme dangereux, et son extinction recommandée.

La tribu des *Asparagées*, au premier rang de laquelle figure l'ASPERGE (*Asparagus officinalis*), dont les succulents turions font nos délices au printemps et servent à préparer le *Sirop de pointes d'asperges*, excellent diurétique, comprend aussi le PETIT HOUX (*Ruscus aculeatus*), dont la racine, employée comme diurétique, entre, ainsi que la racine d'asperges, dans la préparation du *Sirop des cinq racines*.

La tribu des *Convallariées* comprend une plante : le MUGUET DE MAI, *Lis des vallées* (*Convallaria maialis*) (PL. II, *fig.* 1), assez commune dans les bois et les lieux ombragés pour que nous n'ayons pas besoin de la décrire.

En dehors de son odeur suave et de la beauté de ses fleurs, le muguet présente quelques propriétés pharmaceutiques dues aux deux principes actifs qu'il renferme : la *convallarine* et la *convallamarine*. La convallarine, qui siège dans les feuilles et les rhizomes, est employée comme purgatif drastique, et la convallamarine, localisée dans les fleurs, agit comme diurétique et cardiaque ; elle a la propriété de régulariser les battements du cœur et d'en diminuer les pulsations.

On récolte la racine du muguet en toute saison et les fleurs au mois de mai, au moment où elles s'ouvrent. On les emploie sous forme de tisane, mais elles ont une saveur amère et nauséeuse qui les fait préférer sous forme de pilules ou de sirop d'extrait.

Le Sceau de Salomon, *Muguet anguleux, Herbe aux panaris, Grenouillet, Signet (Convallaria multiflorum* ou *polygonatum*), *(fig.* 50), est presque aussi commun dans les bois que

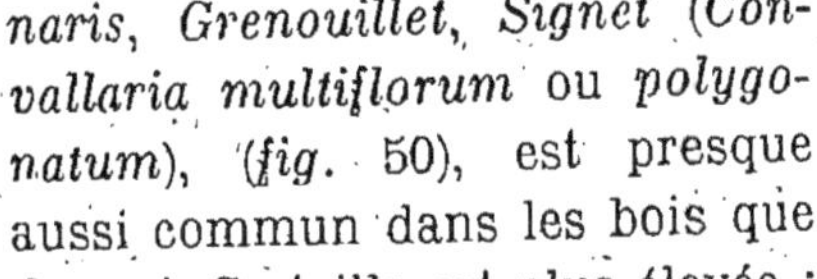

le muguet de mai. Sa taille est plus élevée : 30 à 60 centimètres. Il porte de grandes feuilles ovales, oblongues, et des petites fleurs d'un blanc verdâtre. Sa tige souterraine, très développée, étranglée de distance

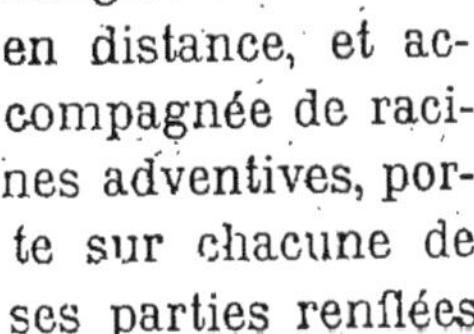

FIGURE 50. — SCEAU DE SALOMON

en distance, et accompagnée de racines adventives, porte sur chacune de ses parties renflées une cicatrice offrant l'aspect de l'empreinte d'un sceau et qui n'est autre chose que la trace laissée sur le rhizome par une ancienne tige aérienne disparue. On emploie encore dans beaucoup d'endroits, la racine cuite sous la cendre et broyée avec du saindoux, du *Sceau de Salomon* pour hâter la *maturation* des panaris. C'est une pratique funeste, comme toutes celles du même genre : le meilleur remède contre les panaris, c'est le *baume d'acier,* sous forme d'**incision** profonde opérée précocement par le médecin.

Avant d'en terminer avec la famille des Liliacées, mentionnons quelques plantes exotiques de ce groupe : l'Aloès (*Aloe vera*), les Salsepareilles (*Smilax medica* et *officinalis*) et le *Smilax china,* qui fournit le Squine des pharmacies.

Famille des Iridées

A cette famille appartiennent les différentes variétés d'*Iris,* de *Crocus* et de *Glaïeuls.*

L'Iris d'Allemagne (*Iris germanica*) (Pl. II, *fig.* 2) est une plante ornementale très commune dans nos jardins. Toutes les ménagères connaissent l'usage que l'on fait de ses rhizomes, aussi bien que de ceux de l'IRIS DE FLORENCE (*Iris Florentina*) pour parfumer le linge et la lessive. Son plus grand emploi est la parfumerie. On s'en sert aussi pour préparer des poudres dentifrices, des hochets pour les enfants et des pois à cautères. Les feuilles et les fleurs n'ont pas de propriétés médicinales appréciables.

Le SAFRAN (*Crocus sativus*) (PL. II, *fig.* 3), est une petite plante vivace, bulbeuse, originaire de la Perse et introduite en France, où elle est cultivée comme plante ornementale, mais surtout à cause des propriétés médicinales des stigmates de ses fleurs. La culture du safran officinal est presque entièrement localisée, en France, dans la région du Gâtinais (Seine-et-Marne, Eure-et-Loir et Loiret), dans le Vaucluse et les Charentes. La récolte des stigmates de safran est assez délicate ; chaque oignon ne donnant en moyenne que deux ou trois fleurs, et celles-ci ne restant ouvertes que 12 ou 24 heures au plus.

Le safran jouit de propriétés stimulantes, emménagogues et carminatives très actives ; en Italie, on s'en sert comme de condiment, mais son emploi n'est pas sans danger. Chez nous, on n'utilise le safran qu'à très petites doses, pour colorer certains gâteaux, et la presque totalité de la récolte est livrée à la pharmacie qui emploie le safran dans la composition d'un grand nombre de drogues : laudanum de Sydenham, élixir de Garus, élixir de longue vie, Thériaque, pilules de Cynoglosse, etc.

Il ne faut pas confondre le safran officinal (*Crocus sativus*) avec le SAFRAN PRINTANIER (*Crocus vernus*) ou safran des fleuristes. Le safran officinal possède des fleurs violet pourpre ou lilas, qui se montrent à l'automne, en septembre-octobre, tandis que le safran des fleuristes offre des variétés assez nombreuses, à fleurs blanches, violettes ou panachées de blanc et de violet, qui apparaissent dès le printemps, en mars-avril.

FAMILLE DES ORCHIDÉES.

Cette famille, une des plus nombreuses de la classe des monocotylédones, n'est représentée dans notre pays que par quelques spécimens indigènes. Elle renferme surtout des plantes exotiques, très recherchées par la beauté et la singularité de leurs fleurs dont un des pétales, modifié et auquel on donne le nom de labelle, prend parfois les formes les plus étranges et les plus inattendues.

Ce sont les tubercules des variétés d'Orchis, *Orchis mascula*, *Orchis maculata*, *Orchis morio*, etc., qui fournissent le *Salep d'Orient*, médicament reconstituant et réparateur des forces épuisées.

La Vanille (*Vanilla planifolia*) est une orchidée dont les fruits, improprement appelés *gousses*, entrent dans les préparations culinaires, après avoir subi une série de manipulations destinées à développer leur arome particulier.

II. — DICOTYLÉDONES

Trois grands groupes servent à diviser la classe des Dicotylédones, beaucoup plus nombreuse que celle des Monocotylédones. Les caractères tirés de la disposition des enveloppes florales ont été utilisés pour établir cette classification.

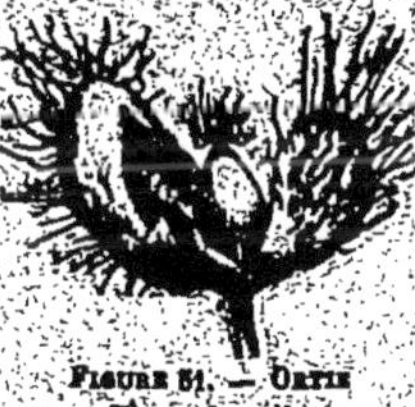

Figure 51. — Ortie
Fleur femelle

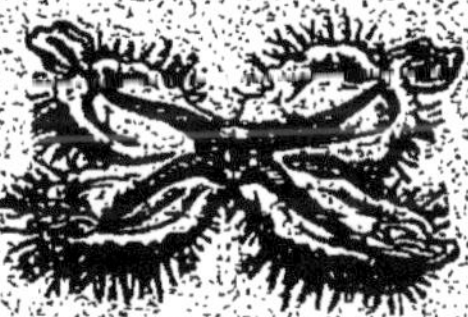

Figure 52. — Ortie
Fleur mâle

1° Quand les fleurs ne se prêtent pas à la distinction des enveloppes en calice et corolle, que toutes les pièces qui composent le périanthe ont une forme identique et une même couleur, ordinairement verte, on admet que la corolle manque et que la *fleur* ne possède que des sépales et pas de *pétales*. D'où le nom d'*apétales* (*a*, privatif), groupe présentant l'organisation florale la plus simple (fleurs d'ortie) (*fig.* 51 et 52).

2° Quand les *pétales* qui composent la corolle d'une fleur sont absolument distincts, que chacun d'eux est *indépendant* et peut être, par exemple, arraché séparément, sans entraîner ses voisins (fig. 53), la fleur est dite *dialypétale* de (διαλύω, *je sépare*). Dans ce groupe, les plantes sont en majorité pourvues d'un *calice* et d'une corolle à pétales libres. (Fleur de *giroflée*, fig. 59.)

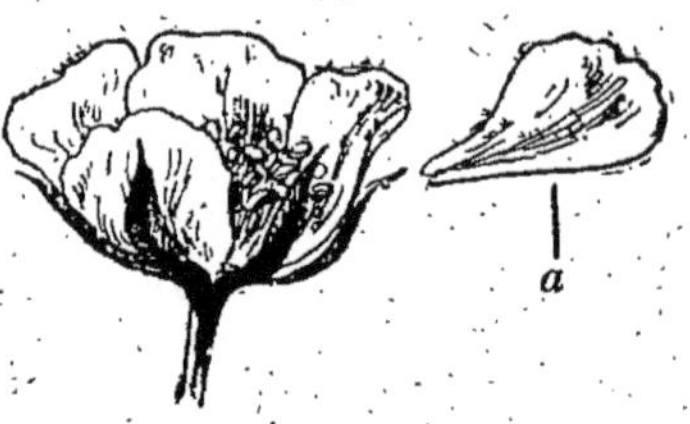

Figure. 53. — Fleur de Renoncule.
a. — Pétale détaché de la corolle.

3° Quand les pétales qui composent la corolle d'une fleur sont pour ainsi dire soudés ensemble par leurs bords latéraux, et que cette corolle prend la forme d'un tube plus ou moins long, dont le bord supérieur porte autant de lobes principaux qu'il existe de pétales confondus, la fleur est dite *gamopétale* (de γαμος, *mariage*).

Dans ce cas, si l'on tire délicatement un des lobes du sommet de la corolle, on entraîne la corolle tout entière. (Fleur de *primevère*, fleur de *tabac*, fig. 54.)

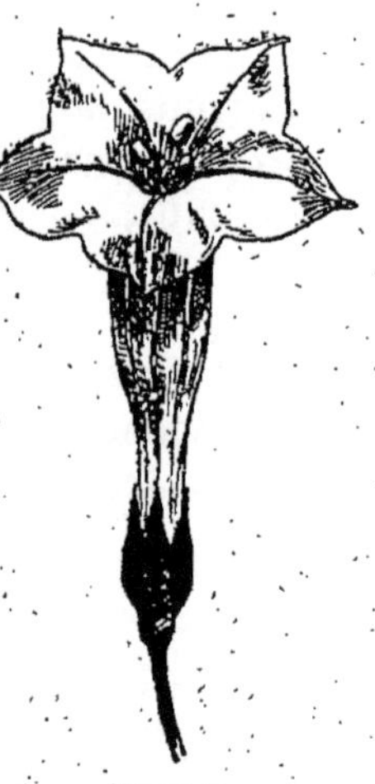

Figure 54
Fleur de Tabac

A. — APÉTALES

Famille des Salicinées

Cette famille, qui comprend des arbres ou arbustes à feuilles simples, isolées, renferme toutes les variétés des genres *Saule* (*Salix*) et *Peuplier* (*Populus*).

Le Saule blanc (*Salix alba*) qui croît si communément dans notre pays, au bord des rivières et ruisseaux, était autrefois très vanté, pour les qualités qu'on attribuait à son écorce, mais son emploi est à peu près abandonné.

Le Peuplier noir (*Populus nigra*) fournit les *bourgeons de peuplier* des officines, qui servent à préparer l'*Onguent populeum* et le charbon de peuplier, antiputride et absorbant, recommandé comme dentifrice et aussi pour combattre les fermentations gazeuses dans la dyspepsie et la dilatation de l'estomac.

Famille des Cupulifères

Représentée par la plupart des arbres de nos pays, cette famille importante est caractérisée par la petite coupe ou *cupule* qui, sauf dans un genre : les *Bétulées*, protège le fruit à sa base. Plusieurs tribus importantes la composent :

1° Les *Bétulées* : Bouleau (*Betula*) ; Charme (*Carpinus betulus*) ; Aune (*Alnus glutinosa*) ;

2° Les *Corylées* : Noisetier (*Corylus avellana*) ;

3° Les *Quercynées* : Chêne commun (*Quercus robur*) ; Chêne-vert, Yeuse (*Quercus ilex*); Hêtre (*Fagus sylvatica*); Châtaignier (*Castanea vesca*).

L'*écorce de chêne*, recueillie au printemps sur les jeunes rameaux, est employée en injections toniques et astringentes, dans les leucorrhées chroniques. Elle agit surtout par le tannin qu'elle renferme en abondance. La décoction d'écorce de chêne est indiquée aussi dans les cas d'empoisonnement par les sels minéraux (cuivre, plomb, antimoine).

Famille des Juglandées

Très voisine de la précédente, mais s'en distinguant par le fruit. Son type est le Noyer (*Juglans regia*).

Les *feuilles de noyer*, cueillies à leur maturité, séchées avec soin et conservées dans un endroit sec, ont une saveur amère et astringente et dégagent une odeur aromatique très prononcée. Dans cet état, à la dose de 5 grammes par litre d'eau, en décoction, elles sont très utiles contre la leucorrhée, en injections vaginales. On en fait un extrait alcoolique qui sert à préparer le *sirop de noyer*, antiscrofuleux et tonique amer.

Le *brou de noix*, extrait de la partie charnue et verte qui entoure la noix sert à préparer une liqueur stomachique et l'*huile de noix*, qui remplace dans beaucoup de régions l'huile d'olive, sert à préparer l'*huile iodée*.

FAMILLE DES PLATANÉES

Le PLATANE (*Platanus orientalis*) est le type de cette famille. Nous ne le mentionnons qu'en raison de l'extension qu'a prise sa culture comme arbre ornemental dans notre pays.

FAMILLE DES URTICACÉES

Cette famille très nombreuse, qui comprend des herbes, des arbrisseaux et des arbres, est divisée en plusieurs tribus :

La tribu des *Urticées* comprend les différentes variétés d'ORTIES (*Urtica*) et de PARIÉTAIRES (*Parietaria*).

La PARIÉTAIRE, *Perce-muraille, Epinard de murailles, Casse-pierre, Herbe de Notre-Dame, Vitriole, Espargoule,* (*Parietaria officinalis*) (PL. II, *fig.* 4), est une plante herbacée, vivace, à tiges fragiles, rameuses, atteignant une hauteur de 50 à 60 centimètres, garnies de feuilles alternes, pétiolées, ovales-oblongues. Les tiges et les feuilles sont couvertes de poils blancs, très fins. La pariétaire est très commune dans les décombres, sur les vieux murs, elle fleurit de juin à octobre. Ses fleurs sont réunies à l'aisselle des feuilles au nombre de 3 à 5, par groupes comprenant une fleur mâle, une fleur femelle et une fleur bisexuée, c'est-à-dire contenant des étamines et un pistil. Ces fleurs sont verdâtres, très petites, et ce n'est guère qu'à la loupe qu'on peut reconnaître leurs caractères. Les étamines sont très sensibles, au moindre attouchement elles laissent échapper leur pollen.

Comme propriétés médicinales, la pariétaire ne possède guère que celles qu'elle emprunte aux matériaux sur lesquels elle croît habituellement. Si on mâche une feuille ou un fragment de tige de pariétaire, on perçoit une saveur un peu âpre et saline due au nitrate de potasse que la plante contient en quantité assez notable. C'est donc surtout comme diurétique que l'on emploie la pariétaire, tiges, feuilles et fleurs, sous forme d'infusion (30 grammes pour un litre d'eau). Le mucilage qu'elle renferme en assez grande abondance la fait également rechercher pour la confection de cataplasmes émollients, dans les cas de coliques hépatiques ou néphrétiques, de tumeurs douloureuses, etc., mais elle n'est pas très active dans ces derniers cas.

La GRANDE ORTIE (*Urtica dioïca*) qu'on rencontre dans tous les endroits incultes, les décombres, les vieux murs,

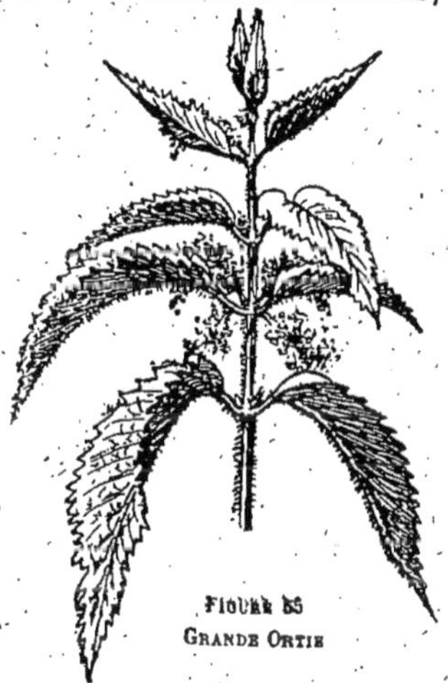

Figure 55
GRANDE ORTIE

a certainement laissé à tous nos lecteurs de trop *cuisants* souvenirs d'enfance pour qu'il soit nécessaire de la leur décrire.

Ses propriétés urticantes et rubéfiantes étaient autrefois employées dans les cas de paralysie ou de coma pour réveiller la sensibilité abolie, mais on y a renoncé et on l'utilise surtout, hachée menu, fraîche, dans l'alimentation des jeunes gallinacés.

Certaines espèces exotiques d'orties qu'on rencontre dans l'Inde et aux Iles de la Sonde, telles que l'*Urtica stimulens*, l'*Urtica crenulata* et surtout l'*Urtica urentissima* peuvent provoquer des accidents graves, de la fièvre, des manifestations inflammatoires et tétaniques ; certaines de leurs blessures peuvent rester douloureuses pendant plus d'une année et même entraîner la mort.

La tribu des *Artocarpées* comprend les différentes espèces et variétés de FIGUIERS (*Ficus carica*) et de CAOUTCHOUCS (*Ficus elastica*).

Le FIGUIER (*Ficus carica*), originaire d'Orient, est un arbre à peu près acclimaté dans notre pays où il ne craint que les hivers un peu rudes. Ses fruits, verts ou séchés, sont recommandés comme émollients, laxatifs et pectoraux.

Ne terminons pas cette famille sans mentionner l'*Antiaris toxicaria*, qui croît à Java et passe pour être la plante la plus vénéneuse connue. C'est avec le suc de l'Antiaris que les Malais empoisonnent leurs flèches.

La tribu des *Morées* comprend les variétés du genre MURIER : le MURIER BLANC (*Morus alba*), avec les feuilles duquel on élève les vers à soie, le MURIER NOIR (*Morus nigra*) qui fournit les mûres noires avec lesquelles on prépare un sirop stomachique, connu sous le nom de *sirop de mûres* ; le MURIER A PAPIER (*Broussonettia papyrifera*), espèce chinoise avec laquelle on fabrique le *papier de Chine*.

La tribu des *Cannabinées* comprend le HOUBLON (*Humulus lupus*), dont les inflorescences femelles, connues sous le nom de *cônes de houblon*, sont un des éléments principaux de la fabrication de la bière. On emploie aussi le houblon en tisane, comme tonique amer, antiscrofuleux et antiscorbutique ; le CHANVRE (*Cannabis sativa*) qui, dans nos pays, est uniquement cultivé comme plante textile, mais possède en Asie, son pays d'origine, des propriétés toxiques très marquées. Il est cultivé dans l'Inde, aux environs de Calcutta, sous le nom de CHANVRE INDIEN (*Cannabis indica*), ses sommités fleuries et la résine que sécrètent abondamment ses feuilles, sont connues sous le nom de *Haschich*, *Bhang* et *Ganja*. Elles renferment un principe actif, la *Cannabine* qui exerce sur le système nerveux une action très énergique. Les effets de cette drogue sont terribles. Comme l'opium, il produit d'abord une excitation intense, à laquelle succède une ivresse particulière et très caractéristique. La fameuse *pâte verte* que certains détraqués célèbres avaient essayé de mettre à la mode dans nos pays, cause dans l'Inde de profonds ravages. Son usage immodéré conduit à l'hébétude, à la folie et à la mort. A doses très faibles, l'extrait et la teinture de chanvre indien ont été utilisés en médecine pour combattre l'asthme, la folie, le *delirium tremens* et le tétanos.

FAMILLE DES EUPHORBIACÉES

Cette famille comprend des herbes, des arbustes et des arbres à tiges charnues, épineuses, renfermant le plus souvent un suc laiteux, très âcre et vénéneux, disséminé dans toute la plante, depuis l'extrémité des racines jusqu'à celle des feuilles. La plupart des représentants de cette famille n'habitent pas nos pays et nous ne retiendrons que les espèces indigènes, dans les diverses tribus qui les composent.

La tribu des *Euphorbiées* n'est représentée en France que par l'EPURGE, *Euphorbe-épurge, Grande Esule, Euphorbe lathyrienne (Euphorbia lathyris)* (PL. II, *fig.* 5), plante herbacée, à tige droite, pouvant atteindre 1 m. 50 de hauteur, ramifiée en forme d'ombelle et portant des feuilles lisses, étroites, d'un vert bleuâtre. Ses petites fleurs, d'un jaune verdâtre, se montrent en été et naissent à la bifurcation des rameaux. Les graines qui naissent des fleurs de l'Epurge constituent un purgatif drastique très violent, dont nous ne saurions conseiller l'emploi, et surtout celle de la variété connue sous le nom d'EUPHORBE DES MARAIS *(Euphorbia palustris).*

La tribu des *Crotonées*, dont le type *(Croton tiglium)* croît aux Indes et fournit l'*Huile de Croton*, révulsif puissant et bien connu, est représentée dans notre pays par plusieurs plantes communes : la *Mercuriale annuelle*, la *Mercuriale vivace* et le *Ricin.*

La MERCURIALE VIVACE, *Mercuriale sauvage, Mercuriale des bois, Chou de chien (Mercurialis perennis)* (PL. III, *fig.* 1), est une plante herbacée, vivace, dont la souche souterraine est rampante, les tiges hautes de 20 à 30 centimètres et les fleurs mâles ou femelles, suivant les pieds qui les portent. Elle fleurit au printemps, en avril-mai et on la rencontre dans les bois et les haies. Bien que cette plante possède des propriétés très actives, on l'emploie peu ; certains auteurs la considèrent même comme vénéneuse.

On lui préfère la MERCURIALE ANNUELLE (*Mercurialis annua*) qui croît communément aussi en France, dans les lieux cultivés et près des habitations. La taille de la mercuriale annuelle est plus élevée (25 à 50 centimètres), ses feuilles sont vert foncé et ses fleurs jaunes ou verdâtres, mâles ou femelles. Cette plante exhale une odeur spéciale, nauséeuse, qu'elle perd en partie à la dessiccation et possède une saveur âpre, salée et amère.

La mercuriale annuelle est employée, à l'état frais, dans les campagnes, comme purgatif pour faire passer le lait. En pharmacie, on l'emploie dans la composition du miel de mercuriale, qui est surtout utilisé en lavements, contre la constipation.

Le RICIN COMMUN (*Ricinus vulgaris*) (PL. III, *fig. 2*) qui, dans les contrées chaudes, est un arbre véritable, n'est plus, dans nos climats, qu'une plante annuelle, à croissance rapide, cultivée comme plante ornementale et atteignant facilement une hauteur de trois mètres. Sa tige, rameuse et fistuleuse, prend à maturité une teinte rougeâtre ; ses feuilles, profondément découpées en lobes inégaux et dentelées sur les bords, sont d'un vert glauque. Les fleurs du ricin, qui se montrent en juin et sont disposées en épis à l'extrémité des rameaux, ne tardent pas à donner naissance à des fruits ou capsules à trois côtes saillantes et couvertes d'épines molles, comme les fruits du marron d'Inde. Dans chacune de ces capsules sont contenues trois graines ovales, grosses comme un haricot, grisâtres et tachetées de rouge. C'est de ces graines qu'est extraite, par pression, *l'huile de ricin*, que tout le monde connaît et emploie. Nous n'insisterons pas sur les avantages de l'huile de ricin. C'est, en effet, le meilleur *laxatif* qui convienne aux enfants et aux personns souffrant d'hémorroïdes : 10 grammes pour un enfant de 2 à 6 ans ; 30 à 40 grammes pour un adulte suffisent généralement. Les doses exagérées sont plus nuisibles qu'efficaces. Quant au procédé qui consiste à avaler, purement et simplement, des graines fraîches de ricin, il est à condamner absolument comme inutile et dangereux. Rappelons en passant que l'huile de ricin n'est qu'un *laxatif*, et que toutes les fois qu'il s'agira d'employer un véritable *purgatif* capable de provoquer sur l'intestin une dérivation salutaire, plus ou moins énergique, il vaudra mieux faire usage d'autres médicaments tels que les sels purgatifs.

FAMILLE DES BUXACÉES

Représentée par le BUIS (*Buxus sempervirens*), arbuste à feuilles persistantes, si connu qu'il nous dispense de toute description. Nous dirons seulement que ses fruits contiennent six graines, renfermées dans trois loges distinctes, surmontées chacune d'une petite crosse. Les feuilles du buis ont une saveur amère très prononcée, ce qui fait que les falsificateurs les emploient en remplacement du houblon dans la fabrication de la bière. Elles sont purgatives, en infusion, à la dose de 30 grammes pour 1 litre d'eau et passent pour guérir la fièvre intermittente, ou du moins atténuer la violence de l'accès. La dose, dans ce cas, serait de 2 grammes de poudre de feuilles sèches, mélangée avec du miel et absorbée dès le début de la crise.

FAMILLE DES THYMÉLÉACÉES

Cette famille est représentée par trois espèces bien connues chez nous : la *Lauréole*, le *Garou* et le *Bois-Gentil*.

La LAURÉOLE (*Daphne laureola*) est un arbrisseau à feuilles persistantes, atteignant une hauteur de 50 centimètres à 1 mètre. Ses fleurs, d'un jaune verdâtre, sont réunies en petites grappes partant de l'aisselle des feuilles. Les fruits qui leur succèdent sont de petites baies noires.

Le GAROU, *Sain-Bois* (*Daphne gnidium*), fort semblable au précédent, mais dont les feuilles, annuelles, sont plus étroites et plus allongées, les fleurs, petites, blanches ou rougeâtres, odorantes et disposées en grappe à l'extrémité des rameaux. Il végète dans le Midi de la France et sur les côtes de l'Océan et donne des fruits rouges comme l'espèce qui suit, la plus connue.

Le DAPHNÉ MORILLON, *Bois-Gentil, Faux garou, Lauréole femelle* (*Daphne mezereum*) (PL. III, *fig.* 3), est un arbrisseau atteignant 50 à 80 centimètres de hauteur, très répandu dans les bois montueux du Centre et des Pyrénées. Ses fleurs, roses, odorantes, en forme de cloches, sont disposées en faisceaux à l'extrémité des rameaux ; elles se montrent dès février-mars, précédant les feuilles qui sont alternes, ovales et pointues, vert foncé en dessus, glauques en-dessous. Ses fruits, d'un beau rouge, sont de petites baies allongées, nombreuses.

Ces trois variétés jouissent de propriétés semblables et sont également dangereuses, à raison du principe actif que renferment leur bois, leurs feuilles, leurs fruits et leur racine.

L'écorce de garou, qu'on emploie communément comme vésicante est produite par les trois sortes de *Daphné*. Un seul morceau, placé sur la langue, ne tarde pas à y produire une sensation de brûlure qui s'irradie jusqu'à la gorge. Toutes les autres parties de la plante produisent d'ailleurs le même effet, quoique avec moins d'intensité.

Il est prudent de détruire ces plantes dans les bois, ou tout au moins est-il bon de les écarter des jardins où parfois on les cultive comme arbustes d'ornement. Leurs fruits ont, en effet, occasionné chez les enfants, de fréquents et graves accidents.

FAMILLE DES LAURACÉES

Cette famille ne compte comme représentants indigènes que les différentes variétés de *laurier*. Nous ne pouvons cependant passer sous silence quelques plantes exotiques intéressantes : le CANNELIER (*Cinnamomum cassia*), qui fournit la cannelle de Chine, le Camphrier (*Laurus camphora*), dont on tire le camphre, et le Sassafras (*Sassafras*), dont la racine est un des meilleurs sudorifiques connus.

La seule espèce de Laurier susceptible de nous intéresser est le Laurier d'Apollon, *Laurier-noble, Laurier-sauce* (*Laurus nobilis*), arbuste toujours vert, qui atteint jusqu'à 6 et 7 mètres de hauteur. Ses feuilles, dures, coriaces, foncées et lisses sur leur face supérieure, un peu plus pâles en dessous, sont aromatiques, un peu âcres au goût. Les cordons bleus les emploient couramment pour relever le goût de leurs préparations culinaires.

En médecine, leur infusion est utilisée en bains et lotions pour fortifier et raffermir les tissus. On extrait des baies noires et bleuâtres du laurier, une huile essentielle, épaisse, verte, d'odeur agréable, connue sous le nom de *beurre de laurier*, avec laquelle on prépare l'*huile de laurier* et le *baume de Fioravanti*.

Famille des Aristolochiacées

Cette famille comprend des arbres ou arbrisseaux souvent volubiles, c'est-à-dire ayant la propriété de s'enrouler autour d'un support ou d'une autre plante. Deux espèces sont susceptibles de retenir notre attention. Ce sont, dans la tribu des *Asarées*, le Cabaret, et dans celle des *Aristolochiées*, l'Aristoloche clématite.

Le Cabaret, *Oreille d'homme* (*A sarum europæum*) est une petite herbe odorante, à rhizomes rampants, à feuilles pétiolées, à petites fleurs solitaires brunâtres, poussant à l'extrémité des branches. On la rencontre dans les lieux ombragés des Alpes, du Jura et des Pyrénées. On utilise sa racine séchée et pulvérisée comme poudre sternutatoire et aussi comme vomitive, en remplacement de l'ipécacuanha, mais sa saveur âcre et brûlante, son odeur nauséeuse l'ont fait délaisser.

L'Aristoloche Clématite, *Guillebaude, Poison de terre, Pommerasse, Ratelaire, Sarrasine* (*Aristolochia clematitis*) (Pl. III, *fig.* 4), est une plante herbacée, vivace, sarmenteuse, qui croît communément en France, et particulièrement dans la région du centre, dans les haies et buissons. Ses tiges dressées, hautes de 50 à 80 centimètres, portent des fleurs jaunes qui se montrent de mai à septembre.

La racine de cette plante a passé longtemps pour jouir de propriétés stimulantes et emménagogues ; en Russie on utilise ses fruits contre la fièvre ; en Angleterre, on s'en sert dans le traitement du rhumatisme et de la goutte, et enfin, en France, ses feuilles sont utilisées pour le pansement des ulcères atoniques.

La saveur âcre et amère de l'Aristoloche, son odeur forte, vireuse et désagréable et enfin sa toxicité reconnue, doivent la faire rejeter dans tous les cas. Elle a, en effet, une action très énergique sur le système nerveux, et elle agit comme stupéfiant. Beaucoup d'autres variétés d'Aristoloche existent dans les pays chauds et presque toutes sont très actives ou toxiques.

Famille des Polygonacées

La Bistorte et le Sarrasin sont les deux plantes les plus communes de cette famille.

La Bistorte, *Renouée-bistorte (Polygonum bistorta)*, est une plante assez commune dans les prés et pâturages frais. Son rhizome ou racine est contourné deux fois sur lui-même : brun en dehors, rouge cannelle en dedans et portant des sillons annulaires, d'où naissent de nombreuses racines adventives. Sa tige, qui atteint 40 à 50 centimètres de hauteur, est cylindrique, fistuleuse, striée, noueuse ; ses feuilles sont ovales et lancéolées ; ses fleurs, qui se montrent en mai, sont petites et très nombreuses, et forment à l'extrémité d'une hampe grêle, une sorte d'épi. Leur corolle fait défaut et leur calice, rosé, est surmonté de longues étamines.

Les rhizomes de bistorte contiennent du tannin et de l'amidon en grande quantité. En Russie, on en sépare l'amidon pour le mélanger à la farine de blé, en France on utilise plutôt le tannin. Cette plante jouit de propriétés toniques et astringentes assez prononcées.

Le SARRASIN, *Blé noir* (*Polygonum fagopyrum*), bien que d'origine et de famille toutes différentes, est rangé parmi les céréales ; sa farine constitue un aliment précieux pour les classes pauvres. Il est si connu de tous que nous n'en aurions point parlé, si ses tiges et surtout ses fleurs n'avaient la singulière propriété de développer chez les moutons qui les consomment, vertes ou sèches, une sorte d'ivresse et de fièvre particulières, connues sous le nom de *fagopyrisme*. Nous dirons donc seulement qu'il est prudent de ne jamais nourrir les animaux de l'espèce ovine avec cette plante, d'ailleurs parfaitement inoffensive pour les autres animaux d'élevage.

FAMILLE DES RUMICÉES

De cette famille assez nombreuse, nous ne retiendrons que la PATIENCE et la RHUBARBE.

La PATIENCE A FEUILLES OBTUSES, *Parelle, Dogue* (*Rumex obtusifolius*), est une plante herbacée, bisannuelle, dont la racine grosse, pivotante, fibreuse, est brune en dehors et jaune en dedans. Ses tiges, qui peuvent atteindre jusqu'à 1 m. 50 de hauteur, sont droites, cannelées et portent des feuilles longuement pétiolées, un peu ondulées, grandes, rappelant par leur forme et leur goût celles de l'épinard et qui sont employées aux mêmes usages culinaires. Ses fleurs, très petites, verdâtres, sans corolle, sont disposées en épis terminaux. Il existe plusieurs variétés de Patience : la PATIENCE CRÉPUE (*Rumex crispus*), la PATIENCE SAUVAGE (*Rumex acutus*), et le RUMEX MARITIME (*Rumex maritimus*). Toutes jouissent des mêmes propriétés toniques et dépuratives. Leurs feuilles, pilées, sont révulsives, mais c'est surtout la racine, en décoction (30 à 50 gr. de racine fraîche par litre d'eau) qui est utilisée dans les campagnes comme traitement interne des maladies de la peau.

La RHUBARBE OFFICINALE (*Rheum officinale*) est une

plante originaire de Chine, dont les variétés acclimatées en France, en Angleterre et en Autriche ne donnent que très imparfaitement les résultats thérapeutiques qu'on en attend. Nous ne dirons donc qu'un mot sur cette plante, cultivée comme plante ornementale dans la plupart de nos jardins. Les côtés de ses jeunes tiges, en compotes ou en confitures, constituent une friandise d'un goût excellent et sont très rafraîchissantes, mais il ne faut pas songer à utiliser les racines soi-même et essayer d'en obtenir un effet purgatif, ce serait inutile et même dangereux, les espèces acclimatées, comme nous le disions plus haut, n'ayant pas les mêmes propriétés que la plante mère.

Famille des Chénopodiacées

Cette famille renferme des spécimens assez variés d'aspect pour des gens non prévenus : la Vulvaire, la Camphrée de Montpellier et la Betterave

La Vulvaire (*Chénopodium vulvaria*), plante assez commune dans les décombres et les endroits incultes, et que, à défaut de ses feuilles ovales et blanchâtres, son odeur toute spéciale de *poisson pourri* suffirait à faire reconnaître, jouissait autrefois d'une certaine renommée comme anti-hystérique. On ne l'emploie plus de nos jours, estimant avec raison que le bromure est plus actif et plus facile à prendre.

La Camphrée de Montpellier (*Camphorosma monspeliaca*) est une plante bien connue dans le midi de la France, où l'on emploie encore parfois ses sommités fleuries en infusion, comme diurétiques et sudorifiques.

La Betterave commune (*Beta vulgaris*) n'a de titres à retenir notre attention qu'en raison du sucre, analogue de tous points au sucre de canne, que le chimiste allemand Mareggraf a eu le premier l'idée d'extraire de sa racine.

Famille des Nyctaginacées

Nous ne retiendrons de cette famille qu'une seule espèce, la Belle de nuit, *Faux Jalap (Mirabilis Jalapa)*, cultivée comme plante ornementale, dont les fleurs présentent cette singularité de se fermer le jour et de s'ouvrir la nuit.

Sa racine, grosse et charnue, rappelle par sa forme et un peu par ses propriétés, celle du vrai Jalap. Elle possède une odeur fade et nauséeuse et un goût âcre qui suffisent à la distinguer. On l'utilisait autrefois contre l'ascite.

B. — *DIALYPÉTALES*

Famille des Renonculacées

Cette importante famille comprend trois tribus intéressantes pour le sujet qui nous occupe, ce sont : la tribu des *Anémonées*, celle des *Renonculées* et celle des *Helléborées*.

La tribu des *Anémonées* comprend l'Anémone pulsatille (*Anemone pulsatilla*) et l'Adonis vernalis.

L'Anémone pulsatille, *Coquelourde, Herbe aux vents, Pulsatille, Passe-fleur, Fleur aux dames, Fleur de Pâques* est une plante herbacée, vivace, atteignant une hauteur de 20 à 40 centimètres. Le principe actif de cette plante, l'*anémonine*, très voisin de la *cantharidine*, est vénéneux, même à faible dose ; toutes les parties de la tige, des feuilles, des fleurs et de la racine en sont à peu près également pourvues. Ses belles fleurs, qui se montrent en mars-avril, la font rechercher comme plante ornementale, mais on doit, au contraire, la proscrire. Elle se rencontre dans les terrains sablonneux et secs de presque toute la France. Le pétiole des feuilles et la hampe de la fleur sont velus. Le calice de la fleur est violet, soyeux extérieurement et recourbé en dessous ; les étamines sont très nombreuses et non soudées entre elles. Les propriétés vésicantes de l'anémone pulsatille, localisées dans le rhizome et les feuilles, disparaissent par la dessiccation.

L'Adonis vernalis, plante très voisine du genre *anémone*, pousse sur les plateaux du centre de la France ; ses fleurs, d'un jaune éclatant, solitaires comme celles de l'anémone pulsatille, sont beaucoup plus grandes que ces dernières. Employées en infusion, à la dose de 4 à 5 grammes par jour, elles remplacent avantageusement la digitale dans le traitement des maladies du cœur.

La tribu des *Renonculées* renferme un très grand nombre de variétés du genre Renoncule. Les plus connues sont la RENONCULE ACRE, *Herbe à la tache, Patte de loup, Grenouillette, Renoncule des prés, Jauneau (Ranunculus acris)*, le *Bouton d'or* des jardins, suffisamment connu pour ne pas être décrit ici, la RENONCULE SCÉLÉRATE, *Renoncule des marais, Mort aux vaches, Grenouillette d'eau, Herbe du diable (Ranunculus aquatilis)*, à fleurs petites et à fruits nombreux ; la RENONCULE BULBEUSE, *Rave de Saint-Antoine (Ranunculus bulbosus)*.

Toutes ces plantes sont également vénéneuses, âcres, irritantes et vésicantes, mais seulement à l'état frais, car elles perdent toutes leurs propriétés actives à la dessiccation. C'est ce qui explique leur innocuité quand elles se trouvent mêlées aux fourrages secs.

On emploie les feuilles de Renoncules pilées en cataplasme froid pour produire une dérivation sur la peau, dans les cas de douleurs, névralgies, rhumatismes, etc., mais leur emploi, même dans l'usage externe, n'est pas sans danger.

La tribu des *Helléborées* renferme plusieurs espèces intéressantes :

L'HELLÉBORE NOIR (*Helleborus niger*), (PL. III, *fig.* 5), est une plante qu'on rencontre à l'état sauvage dans les montagnes du Dauphiné. Introduite dans nos jardins et cultivée pour la beauté de ses fleurs, connues sous le nom de *roses de Noël*, elle n'est plus guère employée aujourd'hui. Autrefois, on utilisait sa racine comme purgatif et pour combattre la folie. Le bon La Fontaine faisant parler le lièvre conseillait à la tortue de « se purger avec quelques grains d'hellébore ». En médecine vétérinaire, on utilise encore parfois le rhizome de l'HELLÉBORE FÉTIDE (*Helleborus fœtidus*) où *pied de griffon*, à qui l'on reconnaît des propriétés vermifuges.

Le STAPHISAIGRE (*Delphinium staphisagria*) est une plante du Midi européen, qu'on rencontre parfois dans la région méditerranéenne. La seule partie employée est la graine. Celle-ci, quand on l'écrase, exhale une odeur forte et désagréable et possède une saveur très amère. Sous le nom de semences de staphisaigre, les graines de cette plante sont employées comme parasiticides.

L'ACONIT NAPEL, *Coqueluchon*, *Capuce*, *Capuchon*, *Tueloup* (*Aconitum napellus*) (PL. III, *fig.* 6), est une plante

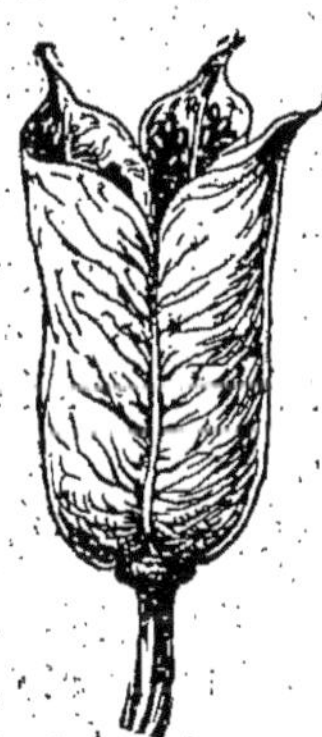

vivace qu'on rencontre un peu partout, à l'état sauvage, dans les lieux ombragés et humides de nos montagnes du Dauphiné, des Alpes et des Vosges, du Jura et de l'Auvergne. On la cultive comme plante ornementale dans beaucoup de jardins, malgré le danger qu'elle présente pour les enfants et les personnes inexpérimentées exposés à en mâcher les feuilles par inadvertance.

Le poison très violent (*l'aconitine*) que renferment les feuilles à l'état frais et surtout la racine, est employé à

FIGURE 56
FRUIT D'ACONIT

doses infinitésimales dans les cas de fièvres éruptives, de congestions de l'appareil pulmonaire, de névralgies et de rhumatismes. En aucun cas, on ne doit faire usage soi-même de cette plante, considérée avec raison comme excessivement dangereuse. La cassure de la racine fraîche présente cette particularité remarquable de passer du blanc pur au rouge vif, dès qu'on l'expose à l'air.

FAMILLE DES MAGNOLIACÉES

Cette famille comprend deux tribus, celle des *Illiciées* et celle des *Magnoliées*, qui ne sont représentées dans nos pays que par des sujets acclimatés.

La tribu des *Magnoliées* renferme des arbres que tout le monde connaît, les *magnolias*, dont le feuillage toujours vert et les magnifiques fleurs blanches font l'ornement de nos jardins publics.

La BADIANE DE CHINE (*Illicium verum*), qui appartient à la tribu des *Illiciées*, ne se cultive pas dans nos pays, mais mérite néanmoins une mention spéciale, car elle entre dans la préparation de l'anisette, des liqueurs d'absinthe, des élixirs dentifrices et de la bière. C'est l'*anis étoilé* de Chine, plus toxique qu'utile, surtout sous forme d'essence.

La BADIANE DU JAPON (*Illicium religiosum*) sert à falsifier la Badiane de Chine, dont elle est loin de posséder les qualités, d'ailleurs.

FAMILLE DES BERBÉRIDACÉES.

La tribu des *Berbéridées* comprend deux plantes intéressantes, le PODOPHYLLE (*Podophyllum peltatum*), plante qui croît dans l'Amérique du Nord et dont on extrait le *Podophyllin*, employé couramment pour combattre la constipation, et l'EPINE-VINETTE.

L'EPINE-VINETTE (*Berberis vulgaris*), (PL. IV, *fig.* 1) est une plante très commune dans les haies et sur la lisière des bois, dont les feuilles, les fruits et les racines ont une utilisation médicinale. Les feuilles s'emploient en infusion, comme antiscorbutiques, elles ont une saveur fraîche, acidulée. Les fruits, quand ils sont mûrs, ont une belle couleur rouge et sont disposés sur l'arbre en longues grappes du plus joli effet. On les emploie pour faire un sirop rafraîchissant. Enfin, les racines, que l'industrie utilise comme produit tinctorial, ont des propriétés toniques et anti-bilieuses, qui les font employer contre la jaunisse.

Cet arbuste, qui, à première vue, semble si utile, a cependant un grand inconvénient : c'est sur ses feuilles que végète, l'hiver, le champignon connu sous le nom de *Puccinia graminis*, qui produit la *rouille des céréales*. Il est

donc de l'intérêt des agriculteurs de détruire l'épine-vinette partout où ils la rencontrent.

FAMILLE DES NYMPHÉAGÉES

Cette famille se compose de plantes aquatiques, à rhizome vivace, à feuilles longuement pétiolées, flottantes.
Le NÉNUPHAR BLANC, *Lis d'eau, Nénuphar à fleurs blanches,
Lis des étangs* (*Nymphæa alba*) et le NÉNUPHAR JAUNE (*Nymphæa lutea*) sont suffisamment connus de nos lecteurs qui
tous ont admiré sur les étangs leurs belles fleurs.

Vantées autrefois comme anaphrodisiaques, rubéfiantes
et astringentes, ces plantes qui paraissent jouir surtout de
propriétés narcotiques, ne sont plus employées en médecine.

FAMILLE DES PAPAVÉRACÉES

Dans cette famille se placent deux tribus : les *Papavérées* et les *Chélidoniées*.

Les *Papavérées* comprennent les différentes variétés
de *Coquelicots* et de *Pavots* indigènes et exotiques.

Le COQUELICOT (*Papaver Rhœas*) est une plante trop
connue pour qu'il soit nécessaire de la
décrire. Ses fleurs, d'un beau rouge vif,
qui émaillent nos champs de céréales,
sont douées, à l'état sec, de propriétés pectorales et adoucissantes. On les emploie
en infusions légères dans les rhumes,
bronchites et dans les cas d'agitation nerveuse chez les enfants. Il ne faut pas, d'ailleurs, en abuser, et mieux vaut s'en tenir
aux doses faibles.

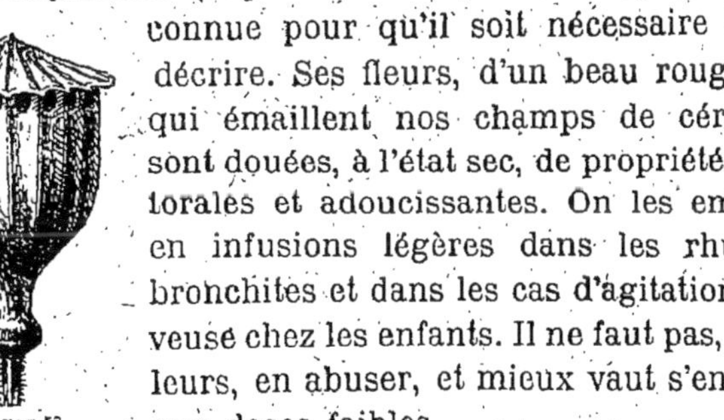

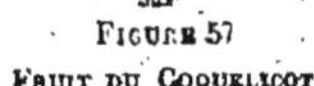

FIGURE 57
FRUIT DU COQUELICOT

Le PAVOT SOMNIFÈRE (*Papaver somni-
ferum*, variétés : *album, nigrum, glabrum* et *setigerum*)
est une plante originaire d'Orient, que l'on cultive dans les
jardins pour ses belles fleurs et dans les champs pour
l'huile que renferment ses graines. Cette huile, d'un beau
jaune d'or, connue sous le nom d'*huile d'œillette*, remplace l'huile d'olive dans tous ses usages alimentaires et

industriels. Les Israélites utilisent les graines de pavot dans la fabrication de certains de leurs gâteaux et les tourteaux résiduaires, après extraction de l'huile, sont employés dans l'alimentation des bestiaux.

Le principe actif du pavot, l'*opium*, et ses dérivés : *morphine*, *codéine*, *narcéine*, *laudanine*, etc., est localisé dans les capsules qui, avant leur maturité, laissent échapper à la plus légère piqûre un suc blanc et amer. Leurs propriétés et leur odeur narcotique disparaissent presque en entier par la dessiccation.

L'emploi qui a été fait, dans la médecine populaire, des capsules de pavot est peu recom-

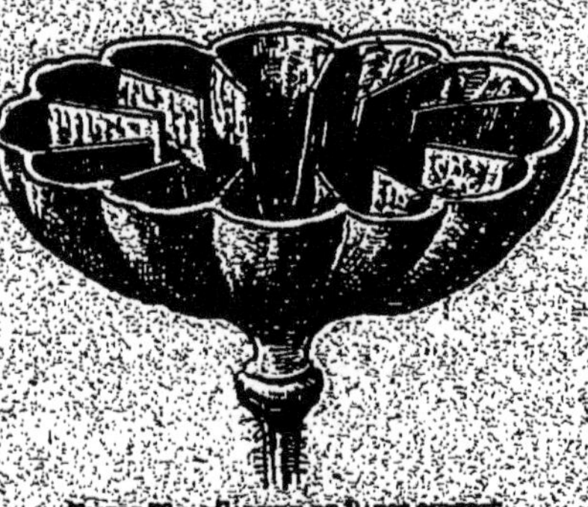

FIGURE 38. — CAPSULE DE PAVOT OUVERTE

mandable : l'opium qu'elles renferment étant un poison violent, dont le dosage est très irrégulier, selon les espèces employées et le degré de maturité des capsules, nous n'hésitons donc pas à classer les différentes espèces de pavots parmi les plantes dangereuses, dont l'usage doit être laissé à l'homme de l'art.

Parmi les *Chélidoniées*, nous ne retiendrons que la GRANDE CHÉLIDOINE, *Herbe dentaire*, *Félougène*, *Grande Éclaire* (*Chelidonium majus*), qui est une plante assez commune dans les lieux incultes, sur les rochers, les décombres, les ruines, elle atteint 50 à 60 centimètres de hauteur, et ses tiges rameuses, noueuses aux articulations, sont garnies de poils courts et mous. Les fleurs, jaunes, donnent naissance à des fruits allongés s'ouvrant par deux valves et contenant des graines disposées en épi. Toutes les parties de la plante répandent, quand on les froisse, une odeur vireuse, très désagréable, et à la moindre incision ou cassure, laissent échapper un suc amer, âcre et caustique, de couleur jaune safran, qu'on emploie pur, en beaucoup d'endroits, pour détruire les verrues, ou étendu d'eau dans les ophtalmies légères. Cette dernière application est peu recommandable et peut même être dangereuse ; quant à la première, le nitrate d'argent est beaucoup plus efficace contre les verrues que le suc de la grande éclaire. Aussi vaut-il mieux classer cette plante dans la catégorie des dangereuses et la détruire quand on la rencontre.

FAMILLE DES FUMARIACÉES

Cette famille, qui se rapproche beaucoup de la précédente, ne renferme que quelques plantes intéressantes au point de vue médicinal, parmi lesquelles la FUMETERRE OFFICINALE (*Fumaria officinalis*) (PL. IV, *fig.* 2), plante gracieuse, excessivement répandue dans les cultures. Elle renferme un suc visqueux de saveur salée, amère et désagréable. On l'emploie, fraîche ou sèche, comme dépurative et antiscrofuleuse, et elle sert à préparer un sirop dépuratif.

La *Fumaria capreolata* est une variété grimpante, atteignant 50 à 60 centimètres de hauteur et jouissant des mêmes propriétés, ainsi que la *Fumaria media*, qu'on trouve dans les mêmes endroits.

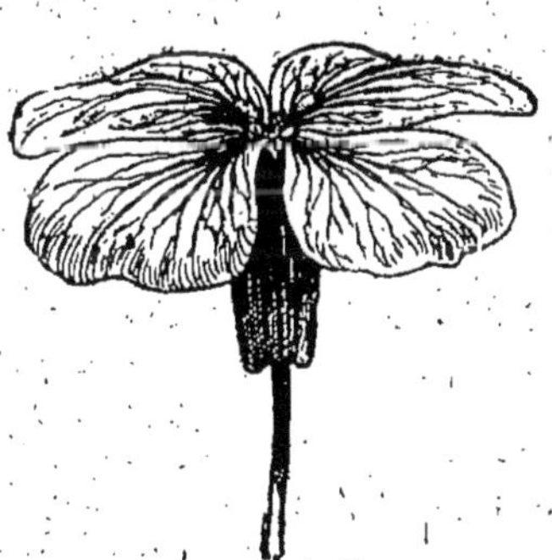

FIGURE 59. — FLEUR DE GIROFLÉE

FAMILLE DES CRUCIFÈRES

Le nom donné à cette famille si importante, qui comprend une grande partie de nos légumes communs : chou, chou-fleur, radis, cresson, navet, et de nos fleurs les plus appréciées : giroflée, thlaspi, julienne, violette, etc., vient de la disposition en forme de *croix* des quatre pétales dont se compose la corolle. (*Fig.* 59.)

De nombreuses tribus la divisent, dont nous ne prendrons que celles de nature à nous intéresser :

La tribu des *Sisymbriées* comprend l'ERYSIMUM et l'ALLIAIRE.

L'ERYSIMUM (*Erysimum officinale*), plus connu sous le nom de *Vélar* ou *Herbe aux chantres*, est une plante de 40 à 50 centimètres de hauteur, composée de plusieurs rameaux étalés, couronnés de petites fleurs jaunes disposées en grappes. L'érysimum croît le long des murs, sa saveur est âcre et astringente. On emploie les feuilles et les fleurs en infusions légères dans les cas de rhumes, bronchites, amygdalites, angines, laryngites, où elles réussissent très bien.

L'ALLIAIRE, *Vélar*, *Herbe à l'ail* (*Alliaria officinalis*), (PL. IV, *fig. 3*), est une plante herbacée, bisannuelle ou vivace, haute de 5 à 10 centimètres, qu'on rencontre au bord des ruisseaux, dans les lieux ombragés et humides. Elle fleurit au printemps et est surtout recherchée par les animaux. Elle doit son nom à la saveur fortement alliacée qu'elle possède. Ses graines ont une saveur âcre et piquante, rappelant celle de la moutarde. Employée autrefois comme antiasthmatique et dépurative, l'alliaire est à peu près abandonnée de nos jours en thérapeutique.

La tribu des *Brassicées* renferme plusieurs espèces intéressantes :

La MOUTARDE NOIRE (*Sinapis* ou *Brassica nigra*), cultivée dans le nord et l'est de la France, donne des graines légèrement oblongues, d'un demi-millimètre à un millimètre de diamètre, de couleur brunâtre ou noirâtre. Quand on mâche ces graines, on éprouve une sensation d'amertume prononcée qui ne tarde pas à se changer en une saveur âcre et brûlante. Les graines de la moutarde noire sont les meilleures à employer, une fois réduites en poudre, pour la fabrication des sinapismes et des cataplasmes sinapisés, dont la médecine humaine et la médecine vétérinaire font si grand usage. On lui substitue parfois la MOUTARDE DE

Russie ou de Sarepta (*Brassica juncea*), mais celle-ci est beaucoup moins active.

Le principe actif de la moutarde, la *myrosine*, est annihilé à la température de 60° et en présence de l'alcool, des acides minéraux et du tannin, aussi ne doit-on jamais, dans la pratique, délayer la farine de moutarde à l'eau bouillante ni y associer de l'alcool ou du vinaigre, sous peine de lui faire perdre la totalité de ses propriétés révulsives.

La Moutarde blanche (*Sinapis alba*) croît à peu près spontanément dans notre pays où on la cultive aussi comme plante fourragère. Sa graine, de couleur jaune rougeâtre, est un peu plus grosse que celle de la moutarde noire. Plongée et triturée dans l'eau froide, elle donne une émulsion de couleur jaune, d'un goût très âcre mais dépourvu de cette saveur piquante particulière à la moutarde noire placée dans les mêmes conditions.

La moutarde blanche est réservée spécialement à la fabrication de la moutarde de table, ses propriétés révulsives et rubéfiantes sont beaucoup moins accentuées que celles de la moutarde noire. Elle renferme environ 15 pour 100 d'huile.

Les graines s'emploient en nature à la dose d'une ou deux cuillerées, et combattent la constipation au même titre que les graines de lin, en raison du mucilage abondant qu'elles dégagent et des mouvements péristaltiques de l'intestin qu'elles provoquent mécaniquement par leur passage dans le tube digestif.

La Moutarde sauvage (*Brassica campestris*) est une plante nuisible, que tous les cultivateurs connaissent, et dont les fleurs jaunes masquent parfois complètement les champs de céréales qu'elles infestent.

La Navette (*Brassica asperifolia*, variété *oleifera*) et le Colza (*Brassica campestris*, variété *oleifera*), sont des plantes oléagineuses, qui fournissent une huile employée pour l'éclairage.

La Roquette cultivée (*Brassica eruca*) s'emploie

comme stimulante et antiscorbutique ; elle est sans grande valeur thérapeutique.

La tribu des *Alyssinées* comprend les différentes variétés du genre Cochléaria.

Le Cochléaria (*Cochlearia officinalis*) est une plante qu'on rencontre à l'état sauvage sur le bord de la mer et des ruisseaux, dans notre pays. Sa tige, haute de 15 à 20 centimètres, est de couleur vert tendre, elle se ramifie dès sa base et est garnie de feuilles charnues, luisantes et lisses, de teinte vert foncé sur leur face supérieure. Ses fleurs, blanches, sont disposées en grappes au sommet des rameaux. La saveur du cochléaria est âcre et piquante, rappelant un peu celle de la moutarde. On emploie cette plante comme antiscorbutique et dépurative, et elle entre dans la préparation du sirop de raifort composé.

Le *Cochlearia armorica*, très répandu dans les prés humides de nos provinces de l'Est, est surtout connu par sa racine comestible, le Raifort, utilisée comme condiment et succédané de la moutarde et en pharmacie comme antiscorbutique. Il forme la base du sirop de raifort composé.

La racine de raifort peut atteindre jusqu'à 75 centimètres de longueur, sur un diamètre de quelques centimètres. D'un gris jaunâtre ou brunâtre à l'extérieur, elle offre une cassure blanche et non ligneuse. Inodore quand on respecte son intégrité, elle exhale une odeur très piquante dès qu'on la brise ou qu'on la broie.

La tribu des *Aralidées* ne compte qu'un représentant de nature à nous intéresser :

Le Cresson de fontaine (*Nasturtium officinale*), plante assez commune et cultivée pour qu'il soit inutile de la décrire minutieusement. Sa tige est glabre, de couleur rougeâtre ou vert luisant. Ses fleurs, petites et blanches, sont disposées en grappes terminales et opposées aux feuilles.

Le cresson de fontaine, qui croît spontanément dans les eaux courantes, renferme de l'iode, et à ce titre on l'emploie comme dépuratif et antiscorbutique. Ses propriétés diurétiques le font utiliser dans certaines maladies, mais son action, légèrement excitante sur l'appareil urinaire, doit le faire proscrire dans les cas de cystite ou d'uréthrite. Sauf cette légère contre-indication, le cresson constitue un aliment excellent, et ce n'est pas pour rien que la confiance populaire lui a donné le nom de *santé du corps*.

On lui substitue souvent, sans grand inconvénient, le CRESSON SAUVAGE (*Nasturtium sylvestre*) et le CRESSON AMPHIBIE (*Nasturtium amphibium*).

La tribu des Lépidinées est représentée pour nous par la CAPSELLE, *Bourse à pasteur, Bourse à berger, Malette, Tabouret (Capsella Bursa-pastoris)* (PL. IV, *fig.* 4), plante herbacée, annuelle, à tiges dressées, hautes de 25 à 40 centimètres, à fleurs blanches, qu'on rencontre partout, aussi bien dans les décombres, les vieux murs, que dans les jardins et les lieux cultivés.

La plante fraîche jouit de propriétés astringentes assez énergiques et on peut l'employer en tisane (40 grammes de feuilles par litre d'eau) dans les cas de dysenterie ou d'hémorragie intestinale ou stomacale.

La tribu des *Capparidacées* est représentée par le CAPRIER (*Capparis spinosa*), plante cultivée dans le midi de la France ; ses boutons floraux, cueillis avant leur épanouissement et conservés dans le vinaigre, sont utilisés comme condiment, sous le nom de *câpres*. L'écorce de sa racine, appelée écorce de câprier, est utilisée dans le traitement de la goutte et des affections rhumatismales, en raison de ses propriétés diurétiques assez prononcées.

Enfin, la tribu des *Violacées*, la dernière de la famille des crucifères, du moins en ce qui nous concerne, comprend les diverses variétés de VIOLETTES et de PENSÉES.

La VIOLETTE (*Viola odorata*), qui croît dans toutes les haies et qu'on cultive dans tous les jardins, est suffisamment connue pour rendre toute description inutile. On utilise ses fleurs en infusion, contre la toux. Les meilleures sont celles des espèces cultivées doubles ; qu'elles soient blanches, bleues ou lilas, la couleur importe peu. La confiserie les enrobe de sucre et en fait des bonbons pectoraux.

La Pensée sauvage (*Viola tricolor arvensis*), (Pl. IV, *fig.* 5), ne diffère pas sensiblement de la violette odorante au point de vue médicinal, sauf qu'on en emploie la tige, les feuilles, la racine et les fleurs, en tisane ou sous forme de sirop dépuratif. Sa saveur est légèrement amère.

Famille des Hypéricacées

Représentée par une seule espèce médicinale, le Mille-pertuis (*Hypericum perforatum*) (Pl. IV, *fig.* 6), qui croît un peu partout en France, sur les talus, dans les clairières des bois, au bord des chemins. Tout le monde connaît cette plante à tige rameuse, de 20 à 40 centimètres de hauteur, qui porte des feuilles opposées, de forme oblongue, velues, marquées sur le bord de petits points noirs et sur toute la surface, d'autres points transparents représentant les poches sécrétrices. Les fleurs, d'un beau jaune d'or, sont réunies en grappe au sommet de la tige. La saveur aromatique, amère et astringente du millepertuis, son odeur balsamique très prononcée l'avaient fait autrefois considérer presque comme une panacée universelle, mais on ne l'emploie plus guère, de nos jours.

Famille des Ternstrœmiacées

Bien que le Thé (*Camellia thea*), qui représente avec le Camélia cette petite famille végétale, ne soit pas une plante de nos pays, il nous a paru intéressant d'en dire quelques mots.

L'arbre à thé, à l'état sauvage, peut atteindre une taille de huit à dix mètres, mais la culture intensive et l'effeuillage dont il est l'objet ne lui permettent guère de dépasser deux ou trois mètres dans les conditions les plus favorables. Encore ne vit-il, à ce régime, pas plus d'une dizaine d'années.

L'arbre a thé fournit trois récoltes de feuilles par an. Le produit de la première, connue sous le nom de *fleur de thé*, n'est pas livré au commerce, l'empereur de Chine et les grands dignitaires l'accaparant en entier. Nous ne recevons en Europe que les feuilles des 2e et 3e récoltes, classées suivant leur origine et leur mode de préparation.

Avant d'être expédiées, les feuilles de thé sont grillées légèrement sur des plaques de tôle chauffées. Elles constituent le *thé vert*. Le *thé noir* s'obtient en laissant préalablement faner et fermenter légèrement les feuilles avant de les griller. Les deux sortes de thé sont d'ailleurs abondamment falsifiées par l'addition de quantité d'autres plantes, et surtout des feuilles de tilleul.

Le thé, comme le café, contient un principe actif, la *caféine*, à qui il doit ses propriétés diurétiques, stimulantes et sudorifiques. Moins excitant que le café, le thé pris abusivement, peut occasionner des désordres connus sous le nom de *théisme*, et amener la dyspepsie, l'amaigrissement, la constipation opiniâtre, l'insomnie et des troubles nerveux. Son action à l'extérieur, comme astringent, s'exerce surtout en infusion sous forme de collyres.

FAMILLE DES MALVACÉES

Cette famille dans laquelle se range la ROSE TRÉMIÈRE, *Passe-rose* (*Althæa rosea*) et le COTONNIER (*Gossypium*), comprend aussi deux plantes très connues et très employées, la MAUVE et la GUIMAUVE.

La GUIMAUVE OFFICINALE (*Althæa officinalis*), (PL. V, *fig.* 1), est une plante vivace, croissant communément dans notre pays, surtout dans les endroits marécageux. Elle est tout entière couverte d'un duvet blanchâtre ; ses feuilles sont garnies de poils disposés en étoile et d'autres plus petits, glandulaires : fraîches, elles sont molles au toucher ; à la dessiccation elles prennent une teinte verdâtre, deviennent très friables et exhalent une odeur désagréable. Elles dégagent une grande quantité de mucilage, ce qui les a fait employer sous forme de cataplasmes émollients.

Les fleurs de guimauve, remarquables par leur corolle

à 5 pétales, d'un blanc rosé, possèdent une saveur douce assez agréable. Leurs qualités adoucissantes dues à la présence d'un mucilage abondant, les font chasser dans la catégorie des fleurs pectorales. On les emploie en infusion contre le rhume et les angines légères.

La racine de guimauve, récoltée sur la plante de deux ans, décortiquée avec soin et débarrassée des radicelles, est d'un usage courant dans la thérapeutique infantile. Tout le monde connaît les *bâtons de guimauve* qu'on donne à mâcher aux enfants à l'époque de leur première dentition. Coupée en menus morceaux et bouillie, la racine de guimauve fournit une décoction très mucilagineuse, dont on se sert pour les lavements rafraîchissants et les gargarismes.

La MAUVE COMMUNE (*Malva sylvestris*) ne diffère guère de la guimauve que par la couleur de ses fleurs, qui sont d'un rose violacé strié de veines rouges, passant au bleu violet par la dessiccation. Fréquemment marquées de taches noires, elles sont garnies sur les deux faces de longs poils disposés en étoile. Inodores à l'état frais, elles acquièrent à la longue une odeur assez désagréable, rappelant l'odeur de moisi.

La MAUVE A FEUILLE RONDE, *Fromagère* ou *Petite mauve*, (*Malva rotundifolia*), a des fleurs d'une teinte blanchâtre, veinée de rose, et des feuilles plus petites, arrondies, à bords crénelés.

Les deux variétés sont d'ailleurs également bonnes, et leurs feuilles et leurs fleurs s'emploient de la même façon et aux mêmes usages que les feuilles et les fleurs de guimauve.

La tribu des *Bombacées*, qui fait partie de cette famille, comprend le BOMBAX (*Adansonia digitata*), le plus grand des végétaux connus. Cet arbre, d'origine africaine, peut atteindre jusqu'à vingt mètres de circonférence, à la base du tronc.

Famille des Sterculiacées

Cette famille ne comprend que des spécimens exotiques, mais les graines du Cacaoyer (*Theobroma cacao*), un de ses représentants, servant de base à la fabrication du chocolat, nous n'avons pas voulu la passer sous silence. Elles proviennent du fruit du cacaoyer, fruit qui a la forme d'un concombre. Réduites en poudre, elles constituent un aliment réconfortant de premier ordre ; leur principe actif : la *théobromine* est un diurétique puissant.

Le *beurre de cacao* est utilisé pour la confection de suppositoires simples ou médicamenteux.

Le Cola acuminata qui produit la *noix de Kola*, médicament d'épargne par excellence et tonique puissant, appartient aussi à cette famille.

Famille des Tiliacées

Cette famille n'est représentée, à notre point de vue spécial, que par les variétés du genre Tilleul.

Les Tilleuls, arbres connus de tous et répandus sur toutes les routes et promenades de notre pays, se recommandent à l'attention par les propriétés calmantes et adoucissantes de leurs fleurs, qu'on utilise surtout en infusion et qui remplacent avantageusement le thé pour les personnes nerveuses.

Le Tilleul a petites feuilles (*Tilia sylvestris*) est un arbre à feuilles terminées en pointe, glauques en dessous, à bourgeons et fruits lisses. Ses fleurs sont petites, blanchâtres, très aromatiques et disposées en grappes.

Le Tilleul a larges feuilles (*Tilia platiphylla*) a des feuilles plus grandes, moins pointues, vertes et duvetées en dessous, ses bourgeons et ses fruits sont velus. Ses fleurs, également plus grandes que dans l'espèce précédente, répandent une odeur suave ; elles sont d'une teinte jaunâtre.

Le Tilleul argenté (*Tilia argentea*) se reconnaît à la

teinte blanche de son feuillage, on le cultive comme arbre d'ornement. Ses fleurs ont une odeur qui rappelle celle de la jonquille et sont douées des mêmes propriétés que celles des variétés précédentes.

Les graines de ces différents tilleuls contiennent une forte proportion d'huile excellente, capable de suppléer avantageusement à l'huile d'olive.

FAMILLE DES CARYOPHYLLACÉES

Cette famille se subdivise en plusieurs tribus. La tribu des *Silénées* comprend diverses variétés florales, l'ŒILLET (*Dianthus*), le GYPSOPHILE (*Gypsophilia*), le SILÈNE (*Silene*) et aussi la SAPONAIRE et la NIELLE DES BLÉS, dont nous allons parler plus longuement. La tribu des *Alsinées* comprend aussi des espèces intéressantes, parmi lesquelles le MOURON (*Stellaria*) et la SABLINE.

La SAPONAIRE OFFICINALE, *Savonnière* (*Saponaria officinalis*) (PL. V, *fig.* 2), est une plante qui se rencontre dans les endroits frais ; ses feuilles sont le plus souvent attachées à la tige par un pétiole court ; opposées et lancéolées, elles mesurent environ 4 centimètres de longueur sur 1 ou 2 de largeur. Le principe actif de cette plante possède la propriété de faire mousser abondamment l'eau dans laquelle on malaxe les feuilles ; on utilise la saponaire dans l'industrie pour le lavage des laines et en thérapeutique pour émulsionner les substances insolubles, telles que les résines, le goudron, le camphre, etc. En tisane, sirop ou extrait, les feuilles sont employées comme dépuratives, la racine comme stimulante, dépurative et sudorifique.

La NIELLE DES BLÉS (*Lychnis githago*) (PL. V, *fig.* 3) qu'on rencontre si fréquemment dans les cultures de froment, n'est pas seulement une plante nuisible à la végétation, elle est aussi vénéneuse.

Ses petites graines noires, ridées, sont parfois mélangées au bon grain en si grande quantité qu'elles communiquent à la farine des propriétés vénéneuses.

La Sabline rouge (*Arenaria rubra*) est une plante très répandue en Algérie ; elle se distingue par une odeur tout à fait caractéristique de foin coupé. On l'emploie dans le traitement de la gravelle et du catarrhe de la vessie, où elle réussit très bien.

Famille des Géraniacées

Cette famille comprend toutes les variétés florales de *Géraniums* et do *Pélargoniums*, dont nos jardins sont émaillés, dont toutes les fenêtres sont ornées, que l'on cultive en pot et en pleine terre pour le charme et l'infinie variété de couleurs de leurs fleurs et de leurs feuilles.

Le Géranium rosat (*Pelargornium odoratissimum*) (Pl. V, *fig.* 4), le seul qui nous intéresse ici, est une plante vivace, qu'on cultive sur une grande échelle dans le midi de la France et en Algérie. Une seule maison de Grasse distille annuellement plusieurs millions de kilogrammes de cette variété de géranium et produit de 5 à 6.000 kilos d'essence, qui sert à remplacer et souvent à falsifier l'essence de roses.

On attribue aux différentes sortes de Pelargoniums des propriétés toniques, astringentes et vulnéraires, mais ces plantes sont très peu actives et à dédaigner.

Famille des Tropæolacées

A cette famille se rattachent principalement les variétés innombrables de Capucines.

La Grande Capucine, *Cresson d'Inde* (*Tropæolum majus*) (Pl. V, *fig.* 5), est une plante annuelle, grimpante, originaire du Pérou, mais si commune chez nous que toute description serait superflue.

Les usages alimentaires et thérapeutiques de la capucine ne sont pas aussi connus. Ses fleurs sont très bonnes en salade, ses boutons et ses fruits, confits dans le vinaigre, remplacent parfaitement les câpres. Enfin, ses feuilles à saveur piquante, sont stimulantes, et on les mâche avec succès dans les cas de gingivite, de stomatite ou de scorbut. Les fleurs des variétés rouges, principalement, jouissent de la singulière particularité de projeter de petites étincelles électriques les soirs d'orage.

FAMILLE DES OXALIDACÉES

Cette famille, dont l'OSEILLE (*Oxalis acetosella*) constitue le type le plus commun, jouit plutôt de propriétés alimentaires que médicinales. Nous devons seulement mentionner que les personnes rhumatisantes et goutteuses, celles qui souffrent de dyspepsie ou d'affections rénales doivent s'abstenir d'oseille.

FAMILLE DES LINACÉES

C'est dans une tribu de cette famille : les *Linées*, que se classent les différentes variétés de LIN.

Le LIN COMMUN (*Linum usitatissimum*), (PL. V, *fig.* 6) est une plante dressée, à feuilles alternes et entières, couronnée de belles fleurs bleues ; on la cultive comme plante textile ; ses feuilles et ses fleurs sont sans emploi médicinal, mais il n'en est pas de même de sa graine.

La graine de lin, par sa régularité, le mucilage abondant qu'elle dégage, l'huile qu'elle renferme, est d'un usage courant comme rafraîchissant et adoucissant. Employée seule ou en tisane, elle constitue un remède populaire contre la constipation et les maladies des voies urinaires. A l'état de poudre ou *farine de lin*, elle sert à faire des cataplasmes émollients. L'huile extraite de la graine de lin est employée dans l'industrie de la peinture.

Le LIN PURGATIF (*Linum catharticum*) diffère de l'espèce précédente par la couleur de ses fleurs qui sont blanches. Sa graine, très amère et nauséeuse, est purgative à la dose de 6 grammes en poudre et de 15 grammes en infusion. On rencontre cette plante dans les bois.

FAMILLE DES ERYTHROXYLÉES

Cette famille, très voisine des précédentes, ne renferme pas de plantes indigènes, mais nous ne pouvons la passer sous silence en raison de la plante qui en est le représentant le plus important : l'ERYTROXYLON COCA, qui nous vient de l'Amérique du Sud.

Considérées à tort comme un médicament d'épargne ou antidéperditeur, les feuilles de Coca que les Indiens mâchent pour tromper la faim et la soif, agissent surtout comme anesthésique des muqueuses buccale et stomacale. Leur usage immodéré amène, du reste, rapidement des troubles très graves et un état d'épuisement nerveux caractérisé (*cocaïnisme*).

Le principe actif de la plante, la *cocaïne*, constitue le meilleur anesthésique local des muqueuses et, sous forme de *chlorhydrate de cocaïne*, on l'utilise couramment dans les opérations chirurgicales. Son emploi n'est pas sans danger, d'ailleurs.

A doses peu élevées, l'infusion de feuilles de coca (10 gr. pour 100 gr. d'eau) est tonique et stimulante.

FAMILLE DES RUTACÉES

Cette famille, dont les caractères ne se retrouvent pas absolument dans toutes les espèces comprend plusieurs tribus dont nous ne détacherons que les principales : la tribu des *Rutées*, qui renferme la RUE et la FRAXINELLE, et celle des *Aurantiées*, qui comprend les différentes variétés d'ORANGERS, CITRONNIERS et CÉDRATS.

La RUE (*Ruta graveolens*), (PL. VI, *fig.* 1) est une plante vivace, à tige haute de 50 centimètres à 1 mètre, garnie de feuilles alternes, épaisses, glabres, d'un vert glauque, plus grandes à la base qu'au sommet ; ses fleurs, d'un jaune verdâtre, sont disposées en cymes à l'extrémité des rameaux. On rencontre la rue dans tout le Midi français ; c'est une plante dangereuse qu'on doit détruire quand on le peut. On emploie quelquefois en médecine, l'infusion de feuilles fraîches, à la dose de cinq grammes dans un litre d'eau, comme emménagogue, car l'huile essentielle qu'elles renferment est un des plus puissants excitants de l'appareil utérin. Nous conseillerons de ne jamais essayer cette médication dont les effets sont très variables et peuvent amener des accidents mortels.

La FRAXINELLE, *Buisson ardent, Dictame blanc (Dictamnus albus)*, est une plante vivace, à tige simple, cylindrique, haute de 50 centimètres, dont les feuilles ont une grande analogie avec celles du frêne, ce qui lui a fait donner son nom vulgaire, et répandent une odeur aromatique très agréable, rappelant celle du citron. Les fleurs de la fraxinelle sont blanches, découpées et disposées en épis. L'infusion de ces fleurs, séchées, connue sous le nom de thé de Sibérie, est stomachique et excitante. L'écorce, qui entre dans la composition du *baume de Fioraventi*, jouit aussi de propriétés toniques et emménagogués, mais peu fixes. Le nom de *buisson-ardent* a été donné à cette plante en raison d'un phénomène curieux qu'elle présente par les jours les plus chauds et les plus secs de l'été : l'huile essentielle que dégagent ses feuilles est assez peu volatile et forme, sous l'influence de la chaleur, une sorte de nuage odorant autour du sommet de la plante. Si l'on vient à approcher une allumette enflammée, les vapeurs aromatiques prennent feu d'un seul coup en répandant une lumière très vive, qui ne dure d'ailleurs que quelques secondes.

Les différentes variétés d'ORANGERS sont représentées dans le Midi de la France et en Algérie, mentionnons l'ORANGER AMER (*Citrus aurantium vulgaris*) ; l'ORANGER DOUX (*Citrus aurantium Risso*), le CÉDRATIER (*Citrus medica*) et le CITRONNIER (*Citrus limonum*).

L'infusion de *feuilles d'oranger*, faite avec les feuilles de l'oranger amer, est employée couramment comme sédative.

L'infusion de *fleurs d'oranger* est un calmant du système nerveux.

L'*essence de Néroli*, qui s'obtient en distillant les pétales de fleurs d'oranger, est employée surtout à la préparation de l'eau de Cologne. Sur le littoral méditerranéen, et principalement à Vallauris, c'est par milliers de kilos que se chiffre la production annuelle de cette essence.

L'*essence de citron* est obtenue industriellement de l'écorce du fruit.

Le *suc de citron*, extrait de l'intérieur du fruit, s'emploie en badigeonnages dans la gorge pour traiter les angines, et en gargarismes pour prévenir le scorbut.

Enfin, l'*écorce d'oranges amères*, produite par les fruits verts de l'oranger amer, s'emploie comme tonique et stomachique, en infusion légère. Le *sirop d'écorces d'oranges amères* sert à masquer le goût de beaucoup de médicaments nauséeux, notamment des *iodures* et *bromures*, et en même temps à en faciliter la digestion et l'assimilation.

Famille des Simarubacées

Cette famille compte comme principaux représentants le Quassia, le Simarouba et l'Ailante glanduleuse.

Les deux premiers, qui ne se rencontrent pas dans nos pays, sont des toniques amers excellents.

Le Quassia (*Quassia amara*), dont le principe actif, la *quassine*, est doué d'une amertume excessive, s'emploie en macération très faible et sous forme de vin ou de teinture, comme stomachique, tonique et apéritive.

Le Simarouba (*Simaruba officinalis*) renferme aussi de la *quassine*. En infusion, à la dose de 10 grammes pour un litre d'eau, il constitue un excellent remède contre la dysenterie et la diarrhée cholériforme.

L'Ailante glanduleuse (*Ailantus glandulosa*) est un grand arbre, originaire de Mandchourie, qui s'est si bien acclimaté en France qu'on l'a utilisé pour la plantation de nos promenades publiques. Il passe pour jouir, du moins par ses racines, de propriétés analogues aux précédents.

Famille des Rhamnacées

Cette famille, qui comprend les diverses variétés de Nerprun, dont nous allons parler plus longuement, compte aussi parmi ses représentants le Jujubier (*Zizyphus vulgaris*), cultivé dans la région méditerranéenne. C'est avec les fruits de cet arbuste que sont préparées les pâtes pectorales connues sous le nom de *pâtes de jujube*.

Le Nerprun bourdaine, *Aune noir, Bois noir, Bois à poudre, Bourgène (Rhamnus frangula)*, (Pl. VI, *fig.* 2) est un arbrisseau assez commun dans les halliers, les taillis frais et ombragés. On le reconnaît facilement à ses tiges très rameuses, sans épines, couvertes d'une écorce noirâtre, tachetée de blanc. Il porte, en août-septembre, de petites fleurs jaunâtres ou verdâtres, naissant à l'aisselle des feuilles et auxquelles succèdent de petites baies, qui deviennent noirâtres en mûrissant et renferment trois noyaux cartilagineux et coriaces.

C'est surtout l'écorce de la Bourdaine qui est employée, non pas l'écorce externe, mais l'écorce moyenne, celle qui se trouve entre l'écorce et l'aubier.

A l'état frais, cette écorce possède une odeur nauséeuse et une saveur amère, et son usage provoque des vomissements et des coliques. Une fois desséchée, ses propriétés toxiques sont très atténuées et à la dose de 20 à 30 grammes, en infusion dans 500 grammes d'eau, elle constitue un très bon purgatif. Réduite en poudre, à dose plus faible et mêlée à du miel, elle purge les enfants et chasse les vers intestinaux.

Ses fruits passent pour purgatifs, mais sont à peu près sans effet.

Le bois de la Bourdaine donne un charbon très léger, employé dans la confection de la poudre de chasse.

Le Nerprun purgatif, *Bourg-épine, Epine de cerf, Rhamnus catharticum),* est presque semblable, comme aspect, au précédent, sauf que ses rameaux sont munis de fortes épines. Le fruit, semblable à celui de la Bourdaine, vert d'abord, devient noir à la fin de l'automne et renferme quatre grains ou noyaux.

Les baies du Nerprun purgatif, à l'état frais, constituent

un purgatif drastique très violent, qu'on n'emploie, sous forme de sirop de nerprun, que dans la médecine vétérinaire. Il est peu à craindre que les enfants les consomment, tant leur saveur est amère, âcre et nauséeuse.

C'est le *Rhamnus Parshiana*, arbuste originaire d'Amérique, qui fournit l'écorce de *Cascara sàgrada*, employée en poudre ou en extrait comme laxative.

FAMILLE DES AMPÉLIDACÉES

La VIGNE CULTIVÉE (*Vitis vinifera*), type principal de cette famille, est assez connue de tout le monde pour qu'il soit superflu d'en donner la description.

Les raisins frais sont excitants ou astringents, ou bien laxatifs et un peu purgatifs. C'est à ces dernières propriétés qu'il faut attribuer les effets de la *cure de raisins*, si recommandée aux citadins, pléthoriques et constipés. La cure de raisins comporte l'ingestion, pendant une quinzaine de jours, régulièrement, de un à deux kilos de raisins, cueillis à la vigne même, quand ils sont encore tout humides de rosée. On peut douter de l'efficacité du remède en lui-même, mais qui donc pourra nier le merveilleux résultat qu'on doit obtenir d'une quinzaine de jours passés à la campagne, au grand air, en se levant matin — ce qui veut dire se coucher tôt. Aussi voit-on cette médication si anodine produire parfois de véritables miracles.

Ceci me rappelle la prescription d'un médecin célèbre, humoriste à froid, qui guérissait tous ses malades élégants, oisifs et neurasthéniques, en les obligeant seulement à porter à la main, tous les matins, durant l'espace de 3 kilomètres, en prenant bien garde d'en renverser une seule goutte, un flacon d'eau pure, non bouché, mais convenablement affublé d'un terrible nom latin. L'attention que les patients prenaient à ne pas répandre le précieux (!) liquide les obligeait à ne pas penser à leur mal imaginaire et la promenade matinale faisait le reste.

Les raisins secs : raisins de Smyrne, de Provence, d'Espagne, de Corinthe, entrent dans la composition des fruits pectoraux.

Enfin, il n'est pas jusqu'au marc et à la lie de vin qui ne trouvent leur application en bains contre le rhumatisme et la sciatique ; il est vrai que ces produits ne sont pas très actifs.

Je ne parle pas du vin, chacun en connaît les propriétés; comme la langue d'Ésope, il peut être à la fois ce qu'il y a de meilleur et de plus mauvais, selon qu'on en use ou qu'on en abuse.

Famille des Légumineuses

Cette importante famille comprend un grand nombre de sous-familles ou tribus, parmi lesquelles une seule, celle des *Papilionacées*, renferme des plantes, pour la plupart alimentaires, qui poussent spontanément dans nos climats. L'aspect général de la corolle rappelle grossièrement celui d'un *papillon* aux ailes déployées, d'où le nom de papilionacées donné à toutes les plantes se rapprochant de ce type, dont la fleur du Pois cultivé (*Pisus sativum*), réunit le mieux les caractères.

Pour la plus grande clarté de notre classification, nous diviserons la famille des légumineuses en trois groupes principaux : les *Papilionacées*, les *Césalpinées* et les *Mimosées*, chacun de ces groupes se subdivisant à son tour en tribus.

A. — *Papilionacées*

Tribu des Génistées. — Renferme les espèces suivantes: les Genêts (*Genista*) ; les Lupins (*Lupinus*) ; les Ajoncs (*Ulex*) ; les Cytises (*Cytisus*), pour ne citer que les principales.

Le Genêt commun, *Genêt à balais* (*Spartium scoparius*), est un sous-arbrisseau, abondamment répandu dans les terrains sablonneux et incultes, qui atteint une hauteur de 90 centimètres à 1 m. 50, et présente de nombreux rameaux dressés non épineux. Les fleurs, d'un beau jaune d'or, sont grandes et accompagnées à leur base de quelques petites feuilles sessiles. Le fruit est une gousse oblongue, comprimée, velue sur les bords. Toutes les parties de la plante ont une odeur désagréable et une saveur amère et nauséeuse. On utilise les jeunes rameaux verts et odorants du genêt à balais en infusion, à la dose de 10 grammes par litre d'eau, comme diurétique et dépuratif, dans le rhumatisme chronique, la goutte, la scrofule et toutes les maladies de la peau.

Le Genêt purgatif, *Griot* (*Spartium purgans*), est de plus émétique et purgatif à doses plus faibles. On attribuait autrefois aux genêts des vertus antirabiques, mais c'est une erreur qu'il faut s'empresser de rectifier. Le meilleur et seul remède contre la rage est la vaccination pasteurienne.

Les cendres de genêt, en macération dans du vin blanc, à la dose de 250 grammes pour 1 litre de vin blanc, sont employées comme décongestionnant du foie et des reins, dans les cas d'hydropisie et d'anasarque, mais elles sont à proscrire en cas de néphrite, car elles agissent surtout par le carbonate de soude qu'elles contiennent et seraient nuisibles, s'il y avait inflammation de l'appareil urinaire.

Il vaut mieux ne pas utiliser les fleurs du genêt à balais, si on ne les a pas récoltées soi-même, car on leur substitue fréquemment celles du Genêt d'Espagne (*Spartium junceum*), du Genêt des teinturiers (*Genista tinctoria*) ou du Cytise faux ébénier (*Cytisus laburnum*), (Pl. VI, *fig.* 3). Ces deux dernières espèces peuvent occasionner de graves accidents et ne se différencient de la précédente que par des caractères botaniques assez difficiles à reconnaître pour les non initiés.

Tribu des *Trifoliées*. — Renferme les différentes variétés de Trèfles (*Trifolium*) ; de Luzerne (*Medicago*), le Mélilot, la Bugrane et le Fenugrec, dont nous allons parler plus longuement.

Le Mélilot officinal (*Melilotus officinalis*) est une plante herbacée, haute de 20 à 30 centimètres, à tiges rameuses et à folioles dentées, dont les fleurs, disposées en grappes à l'aisselle des feuilles, ont une corolle jaune ou blanche et exhalent une odeur aromatique assez agréable, rappelant celle du miel et de la fève Tonka. Une autre espèce du même groupe, le *Melilotus macrorrhiza*, de taille plus élevée et de senteur plus aromatique, croît dans les mêmes lieux, prés et bord des fossés, et se prête aux mêmes usages. L'infusion ou l'eau distillée de mélilot s'emploie en collyres dans les ophtalmies légères.

La Bugrane, *Arrête-bœuf, Bougrane, Tenon, Herbe aux ânes* (*Ononis spinosa*), est une plante assez commune dans les terrains incultes et sablonneux, où ses racines traçantes, grosses comme le petit doigt et très fortes, offrent parfois à la charrue une résistance assez forte pour l'arrêter, d'où son nom *d'arrête-bœuf*. Ses tiges dures, longues de 40 à 50 centimètres, sont le plus souvent étalées ou couchées, et de distance en distance portent de longues épines, qui ne sont autres que des rameaux avortés. Ses feuilles sont *trifoliées* et servent de pâture aux vaches, aux chèvres et aux ânes ; les cochons, les chevaux et les moutons les dédaignent.

C'est la racine seule de cette plante qui est employée en infusion, à la dose de 40 gr. par litre d'eau, comme diurétique et anti-bilieuse.

Le Fenugrec (*Trigonella fœnum-grecum*) est une plante cultivée dans le midi de la France, la Touraine et l'Orléanais. Ses graines seules sont employées en médecine vétérinaire et servent à l'alimentation et à l'engraissement des bestiaux.

Tribu des *Galégées*. — Renferme des plantes indigènes exotiques, telles que le Glycyrrhiza, dont la racine est connue sous le nom de *Réglisse* ; l'Astragalus gummifer, qui fournit la *gomme adragante* ; l'Indigotier (*Indigofera tinctoria*), dont on extrait l'*indigo* des teinturiers ; le Ba-

GUENAUDIER (*Colutea arborescens*), dont les feuilles servent à falsifier le *séné* ; le GALEGA (*Galega officinalis*) acclimaté chez nous, cultivé dans beaucoup de jardins, et dont l'infusion passe pour favoriser la sécrétion lactée, et enfin le ROBINIER (*Robinia pseudo-acacia*), que l'on appelle improprement *acacia* et qui est si bien acclimaté chez nous qu'on le rencontre partout. Les belles fleurs blanches, d'odeur si agréable, de cet arbre sont employées comme antispasmodiques. Certaines personnes même en font de succulents beignets après les avoir trempées dans une pâte à frire. Ajoutons à ce propos que les racines et l'écorce du robinier possèdent des propriétés toxiques analogues à celles des cytises, et que le fait d'en mastiquer des morceaux produit souvent des accidents chez les enfants.

Tribu des *Hédysarées*. — Renferme le SAINFOIN (*Onobrychis sativa*), la CORONILLE (*Coronilla*) et l'ARACHIDE (*Arachis hypogœa*), des graines de laquelle on extrait une huile très appréciée, rancissant difficilement. Ces graines, dont le goût rappelle celui de la noisette, sont appelées vulgairement *cacaouettes*.

Tribu des *Viciées*. — Renferme surtout des espèces fourragères comestibles, telles que la VESCE (*Viscia*) ; les LENTILLES (*Lens*) ; la FÈVE (*Faba vulgaris*) ; les GESSES (*Lathyrus*), et les POIS CULTIVÉS (*Pisus sativum*).

Tribu des *Phaséolées*. — Cette tribu, dont le HARICOT (*Phaseolus*) est le type, renferme aussi une espèce exotique intéressante, le SOJA (*Soja hispida*), dont les graines servent à préparer du pain pour diabétiques.

Tribu des *Sophorées*. — C'est une espèce de cette tribu, le MYROXYLON TOLUIFERA, qui fournit le *baume de Tolu*, et une autre, le MYROXILON PEREIRÆ, qui fournit le *baume du Pérou*.

B. — *Césalpiniées*

Ce groupe ne comprend que des plantes exotiques que nous nous bornerons à énumérer : les différentes espèces du genre Cassia, qui fournissent les *feuilles de Séné*, et les *follicules de Séné* ; le Canéficier (*Cassia fistula*), dont le fruit purgatif est connu sous le nom de *casse* ; le Caroubier (*Ceratonia siliqua*), dont les fruits connus sous le nom de *Caroubes* entrent dans l'alimentation des animaux, surtout des chevaux, et servent, une fois torréfiés, à falsifier le café; le Copaïfera officinalis, qui fournit le *baume de Copahu*, et l'Hœmatoxylon campechianum ou *bois de Campêche*.

C. — *Mimosées*

Ce groupe peu nombreux comprend surtout les variétés d'Acacias (*Acacia rupestris, Acacia arabica*, etc.), dont on extrait la *gomme arabique*, et les Mimosas (*Mimosa catechu, Mimosa suma*), dont on extrait le *cachou*.

Famille des Rosacées

Cette famille qui renferme une grande partie de nos arbres fruitiers, peut se subdiviser en 2 groupes principaux, suivant que le fruit est *nu* ou *enveloppé* ; chacun de ces groupes se subdivisant ensuite en tribus.

A. — *Fruit nu*

Tribu des *Prunées*. — C'est à ce groupement qu'appartiennent : les Pruniers (*Prunus domestica*), les Amandiers (*Amygdalus communis*), les Cerisiers (*Prunus Cerasus*), les Pêchers (*Amygdalus persica*), les Abricotiers (*Prunus Armeniaca*) et le Laurier-cerise (*Prunus lauro-cerasus*), cultivé comme plante d'ornement dans beaucoup de nos jardins.

Nous ne dirons qu'un mot à propos du Cerisier : la tisane de *queues de cerises* constituant un remède diurétique et rafraîchissant des plus populaires.

C'est d'une variété d'Amandiers (*Amygdalus communis, dulcis*) qu'est tirée l'*huile d'amandes douces*, qui sert à préparer les *loochs blancs*, et s'emploie aussi en nature comme laxatif léger chez les tout jeunes enfants. L'*Amygdalus*

7

communis, amara, fournit aussi une huile analogue et de plus l'*essence d'amandes amères* et l'*eau distillée d'amandes amères*. Ces deux produits, l'essence surtout, contiennent en assez forte proportion de l'acide cyanhydrique, l'un des poisons les plus violents qui soient. Aussi est-il prudent de ne jamais essayer de préparer soi-même ces produits, et surtout de ne *jamais les approcher de ses narines*, même en quantité très faible, quand ils viennent d'être distillés.

Le LAURIER-CERISE, dont les feuilles fraîches sont employées dans la fabrication de l'*eau distillée de laurier-cerise*, produit de même une notable quantité d'acide cyanhydrique, aussi est-il sage de laisser aux personnes compétentes le soin de ces préparations dangereuses.

Tribu des *Spirées*. — Le type de cette tribu est la SPIRÉE ULMAIRE, *Reine des prés (Spiræa ulmaria)*, (PL. VI, *fig.* 4), plante herbacée, vivace, qui dresse ses tiges anguleuses et rougeâtres, hautes de 80 centimètres à 1 mètre et plus, dans les prairies humides et au bord des rivières. Ses belles fleurs blanches exhalent une odeur douce et agréable.

On emploie couramment l'infusion de sommités fleuries de reine des prés, à la dose de 20 grammes pour un litre d'eau, comme diurétique et astringent léger.

La tribu des *Potentillées* comprend les FRAISIERS (*Fragaria*), les POTENTILLES (*Potentilla*), les BENOITES (*Geum*) et les TORMENTILLES (*Tormentilla*).

Le FRAISIER (*Fragaria vesca*) est assez apprécié par ses fruits délicats pour qu'il soit inutile de le recommander. On lui a cependant découvert, ces dernières années, des propriétés médicinales : son fruit agirait, paraît-il, très efficacement, dans les cas de rhumatisme chronique, ou plutôt dans l'arthritisme latent. C'est, en tout cas, un laxatif, il n'a que le défaut de provoquer de l'*urticaire* chez les personnes un peu sensibles du côté de la peau, et des indigestions fréquentes aux enfants gourmands.

La *racine* ou rhizome de *fraisier*, très riche en tanin, est un des meilleurs astringents de notre pays, et son infusion est recommandée dans les diarrhées rebelles et la dysenterie au début.

Les diverses variétés de Potentilles : la POTENTILLE DES OIES, *Potentille ansérine, Argentine* (*Potentilla anserina*), la POTENTILLE FAUX-FRAISIER, *Fraisier stérile* (*Fragaria sterilis*), la POTENTILLE PRINTANIÈRE (*Potentilla verna*), la QUINTEFEUILLE (*Potentilla reptans*) sont des plantes ayant de grandes analogies comme feuilles, racines et fleurs avec les fraisiers. Elles jouissent à peu près des mêmes propriétés médicinales en tant qu'astringentes, mais sont beaucoup moins actives. Mieux vaut les dédaigner.

La BENOITE (*Geum urbanum*), très répandue en France, le long des haies, est dans le même cas.

Enfin, la TORMENTILLE (*Tormentilla erecta*), qui croît dans les Alpes et les Pyrénées, nous fournit aussi un rhizome astringent, d'ailleurs peu employé.

La tribu des *Rubées* renferme deux espèces voisines : la FRAMBOISE (*Rubus idæus*) et la RONCE SAUVAGE (*Rubus fruticosus*). Cette dernière surtout, si commune dans nos haies, jouit de propriétés médicinales assez marquées. Ses fruits, noirs et sucrés, sont rafraîchissants, et ses feuilles, séchées, exhalant une odeur aromatique agréable, sont utilisées en infusion comme astringentes dans les laryngites et les angines légères.

B. — *Fruit enveloppé*

Tribu des *Sanguisorbées*. — C'est dans ce groupe qu'on classe la PIMPRENELLE (*Poterium sanguisorba*) et l'AIGREMOINE, *Aigremoine eupatoire* (*Agrimonia eupatoria*), plante herbacée, vivace, à tige atteignant 30 à 70 centimètres de hauteur, qui est commune à la lisière des bois et fleurit de juin en août. Faiblement astringente, la décoction de feuilles et de fleurs d'aigremoine est employée en gargarismes, additionnée de miel, dans les angines légères. On en fait aussi une infusion qui tient lieu de thé (10 à 15 gr. de fleurs par litre d'eau).

Tribu des *Rosées*. — Contient d'innombrables variétés du genre Rose, depuis la Rose sauvage, *Eglantine*, *Rose à chien* (*Rosa canina*), jusqu'aux plus beaux spécimens floraux de nos jardins.

Les seules espèces qui nous intéressent ici sont les Roses de Provins et les Roses pales.

Les Roses de Provins, variété du genre *Rosa gallica*, sont connues de tous, par leur couleur rouge pourpre foncé et leur aspect velouté. On les emploie, infusées, en gargarismes et dans la confection de la *conserve de roses* et du *miel rosat*.

Les Roses pales, variété du genre *Rosa centifolia*, ne sont utilisées que pour la préparation du *sirop de roses pâles*. Elles jouissent des mêmes propriétés que les roses de Provins.

Tribu des *Pirées*. — Ce groupe renferme le Cognassier (*Cydonia vulgaris*), le Poirier (*Pirus communis*), le Pommier (*Malus communis*) et le Sorbier (*Sorbus domestica*).

La confiture et le sirop de coings sont des astringents et les fruits du pommier sont rafraîchissants et stomachiques. Nous n'en dirons pas plus long, chacun étant à même d'apprécier à leur valeur les meilleures espèces de ces fruits excellents.

Famille des Crassulacées

Ce sont, en quelque sorte, les *plantes grasses* de nos climats. Elles se distinguent surtout par leurs tiges et leurs feuilles épaisses et charnues, qui rappellent assez bien les cactus.

La Joubarbe, *Artichaut sauvage*, *Artichaut des murailles*, *Artichaut bâtard*, *Grande Joubarbe*, *Herbe aux cors* (*Sempervivum tectorum*), (Pl. VI, *fig.* 5), type le plus frappant de la famille des Crassulacées, est une plante vivace, à feuilles pleines et charnues, bordées de poils raides, de

teinte verte ou rougeâtre, disposées en rosette. Ses fleurs,
d'un beau rose, poussent sur une hampe de 40 à 50 centimètres de hauteur, garnie de feuilles moins grandes et
plus minces que celles de la base. On la rencontre sur les
rochers, sur les vieux murs, sur les toits de chaume ; elle
fleurit de juillet à septembre.

Les feuilles de la Joubarbe sont seules employées. Elles
ont des propriétés calmantes qui les font utiliser, réduites
en pulpe, en cas de brûlures. On s'en sert aussi, toujours
à l'état frais, pour faire disparaître les cors, on les emploie
alors entières, en enlevant la couche superficielle de la
feuille.

Il ne faut pas confondre la Grande Joubarbe avec ce que
l'on appelle la *Petite Joubarbe*, et qui n'est autre que l'Orpin brulant (*Sedum acre*). Cette dernière plante a quelque analogie avec la précédente, mais ses fleurs sont jaunes, sa taille beaucoup moins élevée et ses tiges beaucoup
plus nombreuses. Elle pousse dans les mêmes endroits que
la Grande Joubarbe, et le suc ou lait qui découle des incisions faites à la tige passe pour détruire les verrues et les
cors. A propos de ces deux plantes, nous ne pouvons que
répéter ce que nous avons dit précédemment. Il existe des
remèdes plus efficaces et moins dangereux.

Famille des Saxifragacées

Ne renferme, comme étant susceptible de nous intéresser, que la tribu des *Ribiscées*, qui comprend les variétés
de Groseiller : Groseiller rouge (*Ribes rubra*) ; Groseiller blanc (*Ribes aureum*) ; Groseiller noir ou Cassis
(*Ribes nigrum*), dont l'utilisation alimentaire est assez
connue pour nous dispenser d'insister.

C'est dans une famille voisine, les *Hamamélidées*, que
se classe l'Hamamélis de Virginie (*Hamamelis Virginica*),
plante originaire de l'Amérique du Nord, et fréquemment
employée de nos jours en thérapeutique dans le traitement
des varices et des hémorroïdes.

Famille des Myrtacées

Cette famille, qui se subdivise en plusieurs tribus, ne renferme que peu d'espèces de nature à nous intéresser.

Dans la tribu des *Myrtées*, qui comprend le Myrte commun (*Myrtus communis*), arbuste d'ornement, et le *Myrtus pimenta*, petit arbre qui produit le *Piment de la Jamaïque*, nous ne citerons en plus que le Giroflier (*Caryophyllus aromaticus*) ; ce sont les boutons à fleurs de ce dernier qui, cueillis avant leur épanouissement et séchés, forment ce qu'on appelle les *clous de girofle*.

L'huile essentielle extraite des clous de girofle est employée pour calmer les rages dentaires. Les clous de girofle, outre leur emploi comme condiments, entrent dans la préparation de l'*Elixir de Garus* et du *Laudanum de Sydenham*.

L'Eucalyptus (*Eucalyptus globulus*), (Pl. VI, *fig.* 6), est un arbre originaire d'Australie, mais que l'on a acclimaté en Algérie et dans le Midi de la France. Il est classé dans la tribu des *Leptospermées*.

Ses feuilles possèdent une odeur forte et balsamique, qui s'exhale surtout quand on les froisse entre les doigts ; elles ont une saveur aromatique très prononcée, résineuse, chaude, un peu amère, à laquelle succède une sensation de fraîcheur prononcée et agréable.

Les feuilles d'eucalyptus agissent à la fois par leur tannin et par l'**huile** essentielle qu'elles renferment. On les emploie en infusion, en lotions et en cigarettes, selon qu'elles servent, comme astringentes, au lavage des plaies, aux injections, comme antispasmodiques dans la dyspnée nerveuse, l'hystérie, ou comme balsamiques dans la bronchite et les affections catarrhales.

Dans la tribu des *Granatées* nous ne mentionnerons qu'une espèce, exotique il est vrai, mais cultivée en serre dans nos pays pour la beauté de ses fleurs : le Grenadier (*Punica granatum*), (Pl. VII, *fig.* 1). La thérapeutique utilise la poudre d'écorce de racines de grenadier à doses réduites (20 à 30 centigrammes) comme un des meilleurs vermifuges connus.

Famille des Lythracées

Une seule plante de cette famille présente quelque intérêt pour nous, c'est la Salicaire commune (*Lythrum salicaria*), (Pl. VII, *fig.* 2), plante herbacée, vivace, qui croît communément sur le bord des rivières et dans les endroits marécageux. Sa tige, dressée, quadrangulaire, ramifiée à sa partie supérieure, atteint de 60 à 90 centimètres de hauteur, elle est garnie de feuilles opposées ou ternées, couvertes de duvet sur leur face postérieure. Les fleurs, rouges, sont disposées par paires à l'aisselle des feuilles et se réunissent en longues grappes terminales.

On emploie, depuis quelques années seulement, l'infusion de feuilles de salicaire (15 gr. pour un litre d'eau) contre les inflammations chroniques des muqueuses stomacale et intestinale et aussi pour le pansement des ulcères variqueux.

Famille des Ombellifères

Cette famille, très nombreuse et très importante, contient, divisées en tribus, une certaine quantité de plantes intéressantes, presque toutes herbacées.

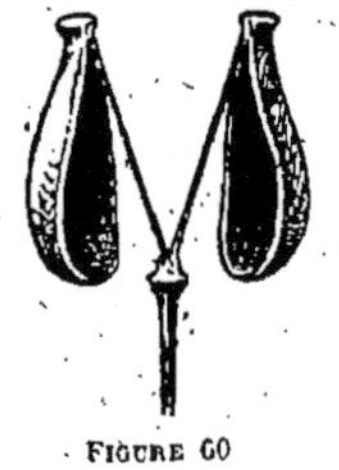

La tribu des *Amminées* comprend en particulier des plantes telles que le Persil, le Cerfeuil, la Grande Ciguë, etc., que nous allons examiner en détail.

FIGURE 60
FRUIT D'OMBELLIFÈRE

La Grande Ciguë, *Ciguë officinale*, *Ciguë de Socrate*, *Ciguë tachée* (*Cicuta Major*), (Pl. VII, *fig.* 3), est une plante herbacée, bisannuelle, à tige dressée, glabre, lisse, luisante ou glauque, fistuleuse, atteignant une hauteur de 1 à 2 mètres, ramifiée dans sa partie supérieure et *parsemée dans sa partie inférieure* surtout, de taches arrondies, *de couleur pourpre*. Les feuilles supérieures sont molles, glabres et luisantes, et les inférieures, très grandes, très découpées, atteignent parfois une largeur de 20 centimètres sur une longueur presque égale. Les fleurs, blanches, sont disposées en grandes ombelles terminales. Les fruits sont ovoïdes, à côtes ondulées et crénelées.

On rencontre la grande ciguë dans toutes les régions de notre pays, aussi bien dans les champs, dans les décombres qu'auprès des maisons et dans les jardins. Elle répand, quand on la froisse, une odeur nauséeuse, qu'on a comparée à celle de la souris.

Le principe actif de cette plante très vénéneuse est la *cicutine* ou *conicine*, alcaloïde virulent qui occasionne des vertiges, de la paralysie musculaire, de la dyspnée, des vomissements, des syncopes, de l'asphyxie et enfin la mort, si l'on n'intervient à temps en administrant des vomitifs d'abord et ensuite des excitants et des toniques : caféine, tannin, etc.

La Ciguë Vireuse, *Ciguë aquatique*, *Ciguë d'eau*, *Cicutaire aquatique* (*Cicuta virosa*), diffère de la grande ciguë en ce que sa *tige n'est pas maculée de rouge*, ses feuilles sont molles, glabres, d'un vert sombre sur la face supérieure et rudes sur les bords, ses fruits sont plus larges que longs, garnis de côtes épaisses, obtuses et blanchâtres. Elle possède une odeur piquante et nauséeuse, mais sa *saveur se rapproche* un peu *de celle du persil*. Toutes les parties de la plante renferment un suc jaunâtre extrêmement vénéneux.

L'Ache des Marais (*Apium graveolens*) est une plante bisannuelle, qu'on rencontre communément dans les terrains marécageux de l'ouest et du midi de la France. Sa racine, qui possède une odeur aromatique assez prononcée, est employée quelquefois comme diurétique, mais il ne manque pas d'autres plantes plus efficaces.

Le Cerfeuil commun (*Chœrophyllum cerefolium*) se reconnaît à ses feuilles molles, d'un vert tendre, et surtout à l'odeur aromatique et agréable que dégagent toutes les parties de la plante. On l'emploie dans la préparation du *bouillon aux herbes*. Il faut éviter de la confondre avec le CERFEUIL SYLVESTRE (*Chœrophyllum sylvestris*), si commun dans les bois, qui jouit de propriétés narcotiques, et surtout avec le *Fenouil d'eau* ou *Phellandrie aquatique*, dont nous parlerons plus loin.

Le PERSIL COMMUN (*Apium petroselinum*) est caractérisé par une odeur aromatique assez prononcée pour qu'on ne risque pas de le confondre avec la grande ciguë. Cette odeur que les fruits, en particulier, dégagent, est due à une huile essentielle, volatile, connue sous le nom d'*apiol*, et qui jouit de propriétés carminatives, diurétiques et emménagogues reconnues.

C'est au même groupe qu'appartiennent l'ANIS VERT, *Anis d'Espagne*, *Petit Anis*, *Anis d'Europe* (*Pimpinella anisum*), cultivé dans le sud de l'Europe, et le CARVI, *Cumin des prés* (*Carum carvi*), plante bisannuelle qu'on cultive dans les prairies et les terrains humides de l'Europe, principalement en Hollande. Ses fruits sont utilisés comme condiments et mélangés à tous les mets, même au pain, dans le Tyrol et la Bohême. Ils sont légèrement stimulants, comme ceux de l'*anis vert* et du *cumin*.

Dans la tribu des *Sésélinées*, très voisine de la précédente, on rencontre encore des plantes vénéneuses, analogues à la ciguë et des plantes comestibles.

Le FENOUIL, *Fenouil de Florence*, *Anis doux*, *Anis de France* (*Fœniculum dulce*), est une plante herbacée, vivace, à tiges atteignant une hauteur de 1 mètre à 1 m. 50, à feuilles très finement découpées, qui fleurit en juillet-août. Le fenouil exhale une odeur aromatique très prononcée, rappelant celle de l'anis. On emploie couramment ses jeunes feuilles comme condiment, pour remplacer le cerfeuil ou le persil. Ses fruits, qui ont une odeur encore plus prononcée que celle des feuilles, sont employés aux mêmes usages que ceux de l'Anis, du Cumin et de la Badiane. Ils possèdent des propriétés carminatives, stimulantes et stomachiques, et entrent dans la composition de diverses liqueurs : anisette, kummel, etc.

Une autre variété de fenouil, le FENOUIL VULGAIRE, *Fenouil d'Allemagne, Fenouil de Saxe (Fœniculum vulgare)*, possède à peu près les mêmes propriétés que le fenouil doux, sauf qu'il est un peu amer.

L'OEnanthe PHELLANDRE, *Phellandrie aquatique, Fenouil d'eau (OEnanthe Phellandrium)*, (PL. VII, *fig.* 4), est plus facile à confondre avec le cerfeuil qu'avec le persil. On la rencontre communément dans les marécages, surtout dans le nord de la France. Le principe actif de cette plante, la *Phellandrine*, qu'on extrait des graines, a été vanté pour le traitement des affections des bronches, mais il est certain que toutes les parties de la Phellandrie sont vénéneuses et occasionnent des empoisonnements avec symptômes très analogues à ceux des empoisonnements par les variétés du genre Ciguë.

Les fruits de la Phellandrie sont oblongs, luisants, glabres, de couleur brun-rougeâtre et renferment des graines noires à maturité. Les fruits et les graines ont une saveur âcre et une odeur forte, aromatique et désagréable, qui permettent de les distinguer du persil et du cerfeuil. C'est, du reste, principalement à l'odeur qu'il faut se fier pour distinguer du persil et du cerfeuil toutes les espèces de ciguës.

La PETITE CIGUË, *Faux persil, Ache des chiens, Ciguë des jardins, Persil des fous (Æthusa Cynapium)*, (PL. VII, *fig.* 5), est tellement connue de tout le monde qu'elle ne devrait plus jamais causer d'accidents, et cependant on la confond encore avec le persil. Il n'est donc pas inutile de répéter ici les caractères distinctifs de ces deux plantes.

La petite ciguë a la tige verte ou *teintée* uniformément, en certains points *de pourpre foncé*. Ses feuilles, d'un vert foncé, sont *molles et ternes*, celles du sommet de la plante ont la gaine *bordée de blanc* ; ses fleurs sont blanches.

Le persil a la tige verte, *sans* aucune macule ni *tache rouge*. Ses feuilles sont d'un vert foncé, *luisantes* et *fermes*, sans être jamais gainées de blanc ; ses fleurs sont jaunes.

Enfin, si ces différences de caractères ne suffisaient pas à distinguer l'une de l'autre les deux plantes, l'odeur agréable et aromatique du persil ne permettrait pas le moindre doute, comparée à la senteur vireuse, fétide et âcre de la ciguë.

La confusion entre la petite ciguë et le cerfeuil est moins fréquente, le cerfeuil ayant les feuilles d'un vert beaucoup plus tendre et une odeur aromatique très facile à reconnaître.

C'est à cette tribu qu'appartient également l'ANGÉLIQUE (*Archangelica officinalis*), dont la racine, les jeunes tiges et les fruits sont employés dans la préparation de liqueurs digestives. Dans certains pays du nord de l'Europe, on mange avec du pain les jeunes pousses d'angélique dépouillées de leur épiderme. L'ANGÉLIQUE SAUVAGE (*Archangelica sylvestris*), qui croît communément dans les bois, est de taille beaucoup plus petite que l'espèce précédente, mais jouit à peu près des mêmes propriétés.

La tribu des *Saniculées* a pour type la SANICLE (*Sanicula Europæi*), plante herbacée, à tige rougeâtre, à feuilles incisées, dentées, légèrement coriaces, luisantes en dessus et peu odorantes, d'une saveur amère. Cette plante, qu'on employait autrefois beaucoup dans le pansement des coups et contusions, serait abandonnée si elle ne servait à la préparation du *Thé suisse*.

Le CHARDON ROLAND, *Panicaut*, *Chardon maritime*, (*Eryngium maritimum*), (PL. VIII, *fig.* 1), est une plante vivace qui atteint une hauteur de trente à cinquante centimètres, et est très commune sur toutes les côtes de France, dans les sables et les dunes du rivage. Sa couleur est bleuâtre, ses feuilles sont épineuses et très coriaces. Le Chardon Roland fleurit en été, du mois de juin au mois d'août.

Les propriétés médicinales, — assez peu actives, du reste, — de cette plante, sont localisées dans la racine qui offre une saveur amère et un peu aromatique. On l'emploie encore, dans beaucoup d'endroits, comme diurétique, en décoction (25 grammes de racine fraîche pour 1 litre d'eau) dans les affections de l'appareil urinaire.

La tribu des *Caucalinées* comprend le CUMIN (*Cuminum cyminum*) et le CORIANDRE (*Coriandrum sativum*). Cette dernière plante pousse à l'état de mauvaise herbe dans les régions tempérées de l'Europe centrale. Dans notre pays, on la cultive en Touraine. Le Cumin, lui, est cultivé surtout en Hollande, où ses fruits servent à la préparation du *Kummel*. Les fruits des deux espèces jouissent de propriétés carminatives et stomachiques assez développées.

La tribu des *Laserpitiées* renferme une plante très intéressante au point de vue qui nous occupe, c'est le THAPSIA (*Thapsia Gargarnica*) dont la racine sert à préparer les emplâtres vésicants connus sous le nom de *thapsias*. Cette plante croît abondamment en Algérie, où les Arabes l'utilisent, sous le nom de *Bou-Néfa*, contre les rhumatismes, la toux et la goutte, et à l'intérieur, contre les affections chroniques des voies respiratoires, emploi peu recommandable, d'ailleurs.

Sous le nom de FAUX TURBITH, on emploie une autre variété de Thapsia, le *Thapsia villosa*, qui jouit à peu près des mêmes propriétés et croît dans le midi de la France.

FAMILLE DES ARALIACÉES

C'est à cette famille qu'appartiennent le LIERRE (*Hedera alix*), dont les feuilles et surtout les fruits sont vénéneux et peuvent causer des accidents, surtout chez les enfants qui les mâchent par curiosité, malgré leur saveur désagréable, et la SALSEPAREILLE DE VIRGINIE (*Aralia nudicaulis*), qui croît aux Etats-Unis.

C. — *Gamopétales*

FAMILLE DES ERICACÉES

Cette famille, qui compte un grand nombre d'espèces, se divise en plusieurs tribus, dont nous allons passer en revue les plus intéressantes.

La tribu des *Arbutées*, qui comprend les différentes espèces de BRUYÈRES et l'ARBOUSIER (*Arbutus unedo*), grand arbuste, commun dans les bois du midi de la France, dont les fruits rouges ressemblent à des fraises, renferme aussi une plante intéressante, la BUSSEROLE, *Bousserole, Petit buis, Arbousier traînant, Raisin d'ours* (*Arbutus uva ursi*), arbuste à feuilles persistantes, semblables à celles du buis, à tiges rameuses, un peu rampantes, à petites fleurs rosées, disposées en grappes inclinées à l'extrémité des rameaux et à fruits rouges, oblongs. Son habitat principal est le Midi, où on le rencontre de préférence sur les collines pierreuses et stériles.

La tisane de feuilles de busserole, à la dose de 30 à 40 gr. par jour, en infusion dans un litre d'eau, est précieuse dans les maladies des voies urinaires : cystite, catarrhe de la vessie, gravelle, incontinence d'urine. Son principe actif, l'*Arbutine*, s'administre à la dose de 1 à 2 gr. par jour.

La tribu des *Rhododendrées* comprend les espèces ornementales de RHODODENDRONS (*Rhododendrum maximum* et *Rhododendrum chrysanthemum*), qu'on voit dans tous nos jardins, et qu'on emploie comme anti-goutteux, et aussi le LÉDON DES MARAIS (*Ledum palustre*), arbuste toujours vert, qu'on rencontre dans les parties marécageuses du nord de l'Europe et dont les feuilles sont utilisées pour le traitement de la coqueluche et de la dysenterie.

La tribu des *Vacciniées* a pour type, dans nos climats, l'AIRELLE MYRTILLE, *Myrtille, Mouret, Brindille, Abrétier, Raisin des bois, Raisin de bruyère, Raisin d'ours* (*Vaccinium Myrtillus*), (PL. VIII, fig. 2), petit arbrisseau atteignant une hauteur de 25 à 60 centimètres, pourvu de petites feuilles d'un vert pâle, qu'on rencontre très communément dans tous les endroits humides et ombragés, principalement dans les montagnes. Ses petites fleurs d'un blanc verdâtre ou rosé, qui se montrent en avril-mai, donnent naissance, deux mois plus tard, à de petites baies, de la grosseur d'une groseille et d'un noir bleuâtre, foncé, que recouvre une sorte de fine poussière glauque. Les fleurs et les fruits sont toujours solitaires, et jamais réunis en bouquets ni en groupes.

La confusion, impossible avec les baies de la belladone, lesquelles sont beaucoup plus grosses et d'un noir luisant, serait plus facile avec le nerprun, mais les fruits du nerprun sont généralement réunis en groupe et plus petits que ceux de l'airelle. De plus, le goût des baies de nerprun est amer, âcre et nauséeux, tandis que les baies d'airelle myrtille ont une saveur légèrement sucrée et agréable au goût.

Les feuilles et les fruits de l'airelle myrtille sont utilisés contre la diarrhée, les affections catarrhales, l'hémoptysie. On les emploie fraîches, en infusion assez forte.

Les baies seules, séchées, sont l'objet d'un commerce important. Comme les baies de sureau, elles servent à rehausser la teinte des vins trop pâles en couleur, et souvent aussi, hélas ! elles sont employées à la fabrication, de toutes pièces, de liquides n'ayant du vin que le nom.

Famille des Primulacées

Cette famille de plantes, plutôt ornementales, qui comprend les variétés innombrables de Primevères et de Cyclamens, ne nous arrêtera qu'un instant, car ses représentants ne méritent pas beaucoup d'intérêt au point de vue médicinal.

La Primevère officinale, *Primerole, Printanière, Coqueluchon, Coucou, Oreille d'ours* (*Primula officinalis*), (Pl. VIII, *fig.* 3), est une plante herbacée, vivace, si commune dans les bois, dans les prairies et dans les jardins qu'il serait superflu de la décrire. Son nom, dérivé du latin (*primus vivere*) lui vient de ce que ses fleurs sont parmi les premières à se montrer au printemps. On en cultive, en horticulture, des variétés innombrables.

Les fleurs de la Primevère officinale ont une odeur douce et agréable, et on les emploie couramment, fraîches ou sèches, en infusion, comme calmantes et antispasmodiques. L'usage de la racine, comme diurétique, est à peu près abandonné en médecine.

Le CYCLAMEN, *Cyclame, Pain de pourceau* (*Cyclamen Europæum*), dont on employait autrefois les racines comme purgatives, emménagogues et vermifuges, est aujourd'hui uniquement recherché pour la beauté de ses fleurs.

FAMILLE DES OLÉACÉES

C'est à cette famille qu'appartiennent, dans la tribu des *Jasminées*, le JASMIN (*Jasminum*), dans celle des *Syringées*, le SYRINGA, plantes surtout ornementales ; dans la tribu des *Fraxinées*, le FRÊNE COMMUN, *Quinquina d'Europe* (*Fraxinus excelsior*), bel arbre de forêt dont on utilisait l'écorce comme fébrifuge, avant la découverte du quinquina, et qui est employé encore aujourd'hui dans le traitement de la goutte, sous forme d'infusion de feuilles ; le FRÊNE A MANNE (*Fraxinus ornus, rotundifolia*), cultivé surtout en Italie, et dont on extrait la meilleure *manne purgative*, laxatif doux et de saveur agréable, si employé dans la médecine infantile. La tribu des *Oléinées* comprend les différentes variétés d'OLIVIERS (*Olea Europæa*), arbres toujours verts, originaires de la Palestine et si bien acclimatés dans le midi de la France qu'ils y constituent une des plus importantes sources de richesses.

FAMILLE DES APOCYNACÉES

Cette famille renferme, parmi un grand nombre d'espèces exotiques, beaucoup de plantes concourant à la production du caoutchouc, telles que le *Landolphia Senega-lensis*, qui produit le *caoutchouc du Sénégal*, le *Landolphia Comorensis*, qui fournit le caoutchouc de Madagascar, etc. Beaucoup d'autres ont des propriétés toxiques très caractérisées, telles le TANGUIN DE MADAGASCAR (*Tanguinia vene-nifera*), le *Guachamaca toxifera*, du Venezuela, l'*Acokan-thera Ouabaio*, etc., avec lesquels les indigènes de ces pays empoisonnent leurs flèches et dont les effets sont analogues à ceux du Curare.

Sans aller aussi loin, le LAURIER ROSE (*Nerium oleander*), si commun dans le Midi, et qu'on cultive dans tous les jardins pour la beauté de ses fleurs, renferme dans ses feuilles un principe toxique analogue à la *curarine*.

Seules, la GRANDE PERVENCHE (*Vinca major*) et la PETITE PERVENCHE (*Vinca minor*) peuvent être employées, comme antilaiteuses. Toutes les plantes de cette famille ont une action sur le cœur, notamment l'*Apocynum Cannabinum*, qui pousse dans l'Amérique du Nord et fournit l'*Apocynine*, fréquemment employée dans l'hydropisie cardiaque et l'anasarque.

FAMILLE DES ASCLÉPIADACÉES

Une plante de cette famille mérite seule d'attirer notre attention, c'est l'ASCLÉPIADE (*Asclepias vincetoxicum*), qui croît dans toutes les régions montagneuses découvertes de notre pays.

Sa racine a longtemps passé pour un remède souverain dans les hydropisies et les affections cutanées, et on l'emploie encore en pharmacie dans la préparation du *Vin diu-rétique de la Charité*, mais elle n'est pas très active et ses qualités ont été très surfaites.

FAMILLE DES LOGANIACÉES

Une seule tribu nous intéresse dans cette famille, c'est celle des *Strychnées*, qui renferme les plantes les plus toxiques connues : le *Strychnos nux-vomica*, dont les graines constituent ce qu'on appelle la noix-vomique ; l'*Ignatia amara*, dont la graine est connue sous le nom de *Fève de Saint-Ignace*, et enfin toutes les variétés de *Strychnos*, qui servent aux Indiens de l'Amérique du Sud à fabriquer les différentes sortes de *curare*.

Aucune plante de ce groupe ne pousse dans nos pays, mais leurs propriétés médicinales, à doses très faibles, sont utilisées journellement. C'est de la noix-vomique et de la fève de Saint-Ignace qu'on extrait les deux alcaloïdes si actifs qu'on nomme la *Strychnine* et la *Brucine*.

La plupart des poudres vantées pour corriger les buveurs de leur funeste passion sont à base de noix vomique.

FAMILLE DES GENTIANACÉES

Cette famille renferme deux tribus principales. Dans la première, celle des *Gentianées*, nous relaterons les diverses variétés de GENTIANE, la GENTIANE ROUGE (*Gentiana purpurea*), la GENTIANE JAUNE (*Gentiana lutea*) et la GENTIANE ACAULE (*Gentiana acaulis*) ainsi que la PETITE CENTAURÉE (*Erythrea centaurium*).

La GENTIANE JAUNE, *Quinquina des pauvres*, *Grande Gentiane* (*Gentiana lutea*), (PL. VIII, *fig.* 4), est une plante herbacée, vivace, à tige dressée, atteignant quatre-vingts centimètres à un mètre de hauteur, et qu'on rencontre dans les pâturages des pays montagneux : Vosges, Jura, Auvergne, Alpes et Pyrénées.

Ses feuilles sont opposées, ovales, aiguës et ses grandes fleurs jaunes, réunies en faisceau au sommet de la tige et à l'aisselle des feuilles supérieures. La gentiane fleurit du mois de juin au mois d'août, suivant les latitudes.

La partie utile de cette plante est la racine, très longue, très grosse, cylindrique et rameuse. Avant la découverte du quinquina, on l'employait contre les fièvres intermittentes, et comme les diverses préparations de gentiane sont très peu coûteuses et faciles à fabriquer soi-même, le nom lui a été donné de quinquina des pauvres. A part ses propriétés antithermiques et antipériodiques, la racine de gentiane en a quantité d'autres : c'est un de nos plus précieux médicaments indigènes.

La gentiane s'emploie sous forme de *poudre*, de *macération*, de *sirop* et de *vin*. Dans les montagnes du Doubs et du Jura, on la distille et on en fait même une eau-de-vie très appréciée des habitants du pays.

La racine de gentiane se récolte à la fin de l'automne, sur les plantes âgées au moins de deux ans. Sa saveur est d'une amertume franche, intense, mais dépourvue d'âcreté. Quand elle vient d'être desséchée, cette racine est cassante, mais avec le temps elle redevient flexible et présente alors une texture spongieuse. Employée fraîche et à dose élevée, elle détermine une sorte d'ivresse narcotique et provoque des vomissements.

Voici les divers modes de préparation de la racine sèche :

Macération. — On coupe 10 grammes de racine en menus morceaux et on les laisse macérer douze heures dans un litre d'eau froide.

Sirop. — On prépare de la même façon 100 grammes de racine, que l'on met dans une théière ; on jette dessus un litre d'eau bouillante ; on laisse infuser deux heures. On décante, on ajoute 200 grammes de sucre, on le fait fondre en mettant l'infusion dans un bain-marie tiède, puis on filtre à la chausse.

Vin. — On fait macérer pendant un jour ou deux, pas plus, car l'amertume serait excessive, 30 grammes de racine préparée, dans 60 grammes d'alcool à 96° ou 100 grammes de bonne eau-de-vie de vin ; au bout de ce temps on complète à un litre avec du vin rouge un peu fort ; on laisse encore huit jours le tout en présence, bien bouché. On décante alors, puis on filtre au papier Joseph.

Ces diverses préparations s'emploient indifféremment, suivant le goût des personnes ; la macération de gentiane dans l'eau se donne à la dose de 50 à 100 gr. par jour, le sirop à raison d'une cuillerée et le vin à la dose d'un petit verre, avant chaque repas et le matin à jeun.

Les propriétés éminemment toniques de la gentiane en font un remède précieux contre : la dyspepsie, la diarrhée chronique, la goutte, le rhumatisme, les fièvres printanières et intermittentes, et en général toutes les maladies reconnaissant pour cause un manque de vitalité, une atonie des organes ou du sang : anémie, chlorose, chloro-anémie, lymphatisme, scrofule, rachitisme, etc.

La PETITE CENTAURÉE, *Herbe à la fièvre, Fiel de terre, Herbe au centaure (Erythræa Centaurium)*, (PL. VIII, *fig. 5*), est une petite plante herbacée, bisannuelle, atteignant de vingt à trente centimètres de hauteur. Sa tige, quadrangulaire, rameuse, porte à la base une rosace de feuilles à pétiole court et plus haut, à intervalles de deux ou trois centimètres des feuilles opposées, sessiles, glabres, oblongues. Les fleurs qui se trouvent à l'extrémité des rameaux et à l'aisselle des feuilles sont d'un beau rose. Quand on les sèche à l'ombre, dans un grenier bien chaud, elles conservent cette couleur, sinon elles la perdent à l'air libre et tournent au jaune, à moins qu'on ne les enveloppe d'un cornet de papier pour les soustraire à l'action de la lumière du soleil. Toutes les parties de la plante ont une saveur amère bien prononcée, franche. Les fleurs répandent une odeur agréable, qui s'atténue en grande partie à la dessiccation.

La petite centaurée qui pousse un peu partout dans notre pays, surtout le long des haies et dans les petits bois, jouit des mêmes propriétés, à peu près, que la gentiane dont nous venons de parler. Elle appartient d'ailleurs à la même famille. C'est un stomachique, tonique et fébrifuge excellent.

On l'emploie surtout en infusion (15 à 20 grammes de fleurs séchées pour un litre d'eau), ou en poudre (1 à 2 grammes), en sirop, en vin, etc. A haute dose, elle occasionne des vomissements.

Elle entre dans la composition des *espèces amères*, du *baume vulnéraire* et de la *thériaque*.

Dans la seconde tribu, celle des *Ményanthées*, nous mentionnerons le Ményanthe, *Trèfle d'edu* (*Menyanthus trifoliata*), plante vivace, très commune dans tous les endroits marécageux de nos climats et qui étale ses tiges et ses branches dans la vase, où elles se fixent au moyen de racines adventives. Les feuilles du Menyanthe sont analogues, comme aspect, à celles du trèfle des champs ; chaque foliole mesurant en moyenne 5 à 6 centimètres de longueur sur 2 à 3 de longueur. Elles sont dépourvues d'odeur mais accusent une saveur amère très accentuée.

Les propriétés de cette plante se rapprochent beaucoup de celles des deux précédentes. On emploie ses feuilles, séchées, en infusion contre les rhumatismes, les fièvres intermittentes et dans la convalescence, comme toniques et amères.

Elles servent à la préparation du *vin* et du *sirop antiscorbutiques*.

Famille des Borraginacées

Deux tribus, dont l'une, celle des *Cordiées*, renferme les Héliotropes (*Heliotropium*), et l'autre, celle des *Borragées*, un certain nombre de plantes que nous allons examiner rapidement.

La Bourrache officinale (*Borrago officinalis*), (Pl. VIII, *fig.* 6), est une plante herbacée, annuelle, à tige rameuse, haute de 20 à 40 centimètres, arrondie, sillonnée, creuse et couverte, ainsi que les feuilles, de longs poils rudes. Les feuilles, elliptiques, épaisses, fortement ridées, longues de 15 à 20 centimètres, et larges de 5 à 10 centimètres, sont d'un vert foncé sur leur face supérieure et d'un vert plus clair sur leur face inférieure. Les fleurs, bleues, réunies en panicules à l'extrémité des rameaux, sont supportées par de longs pédoncules penchés du même côté. Elles n'ont ni odeur ni saveur. La bourrache fleurit en mai-juin et ses fleurs sont d'abord purpurines avant de devenir franchement bleues.

On utilise les tiges, les feuilles et les fleurs de cette plante, les fleurs comme pectorales et sudorifiques, en infusion (5 à 10 grammes par litre d'eau), les tiges et les feuilles comme émollientes et diurétiques en raison du nitrate de potasse qu'elles renferment en abondance (décoction : 50 grammes par litre d'eau).

La BUGLOSSE (*Anchusa officinalis*), plante qui pousse dans le nord de la France et qui était vantée comme antirabique. Elle n'a, du reste, aucune espèce de vertu de ce genre. Une variété de cette espèce, la BUGLOSSE D'ITALIE (*Anchusa italica*), est employée comme pectorale et sudorifique. C'est l'infusion de ses fleurs séchées qu'on utilise dans ce cas.

La VIPÉRINE (*Echium vulgare*), plante assez commune dans notre pays, et qui passait autrefois pour guérir les morsures de serpents, mérite tout au plus d'être employée comme émolliente.

La PULMONAIRE (*Pulmonaria officinalis*), qui pousse dans le Midi, est une plante herbacée, bisannuelle, qu'on rencontre dans les bois et les lieux ombragés. Ses feuilles, hérissées de poils blancs, courts et brillants, sont longuement pétiolées, en forme de cœur, mesurent 5 à 10 centimètres de longueur sur 2 à 8 de largeur, et parsemées sur toute leur surface de taches blanchâtres, qu'on a comparées à celles d'un *poumon malade*. Elles n'ont aucune saveur ni odeur et contiennent en abondance un mucilage qui les fait employer en infusion, comme pectorales.

La GRANDE CONSOUDE, *Oreille d'âne* (*Symphitum officinale*), (PL. VIII, *fig.* 7), est une plante vivace, haute de 40 à 60 centimètres, qui croît dans les terres grasses et humides, au bord des ruisseaux et des mares. Sa tige, rameuse, velue, charnue, anguleuse, porte des feuilles alternes de forme ovale aiguë, grandes et non découpées. Ses fleurs, qui se montrent en mai-juin, ont un peu la forme de clochettes et sont disposées en épis recourbés et pendants.

La racine de la grande consoude, la seule partie de la plante qu'on emploie, est épaisse, brune à l'extérieur, blanchâtre à l'intérieur, de saveur douceâtre et très mucilagineuse. On en fait une infusion, à la dose de 50 grammes de racine fraîche ou sèche, dépouillée de son écorce et coupée en petits fragments, dans un litre d'eau bouillante. Elle est légèrement astringente. Quant aux propriétés hémostatiques de la tisane de consoude, dans les cas d'hémorragie interne, elles sont du domaine de la fantaisie, et il n'y a pas lieu d'y prêter créance.

Enfin, le CYNOGLOSSE, *Langue de chien* (*Cynoglossum officinale*), dont on utilisait autrefois la racine.

FAMILLE DES CONVOLVULACÉES

Cette famille, qui renferme surtout des plantes volubiles telles que la BELLE DE JOUR (*Convolvulus tricolor*), ne compte pas de représentants utiles dans nos climats. Nous devons cependant mentionner quelques espèces exotiques, intéressantes au point de vue médicinal. Ce sont, dans la tribu des *Convolvulées* : le JALAP (*Ipomæa purga*) ; la SCAMMONÉE (*Convolvulus scammonia*) ; le TURBITH VÉGÉTAL (*Ipomæa turpethum*) et la PATATE (*Ipomæa batatas*).

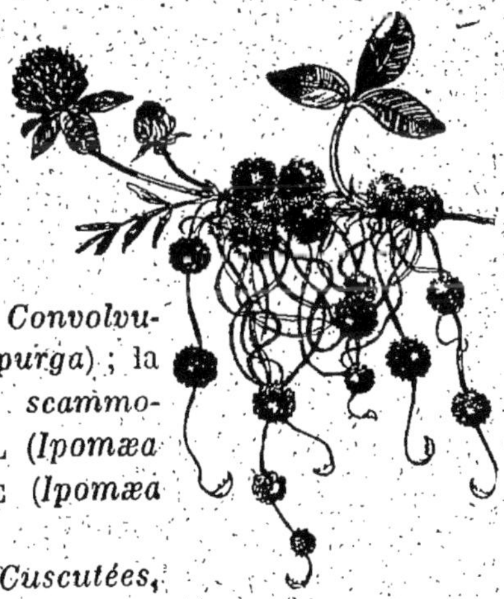

Dans la tribu des *Cuscutées*, nous relevons une plante malheureusement trop connue : la CUSCUTE

FIGURE 61
CUSCUTE, SUR UNE TIGE DE TRÈFLE

(*Cuscuta major, Cuscuta epythymum*), (Fig. 61), véritable fléau des prairies artificielles, contre laquelle les agriculteurs sont obligés de lutter énergiquement.

FAMILLE DES SOLANACÉES

Cette famille, très importante, renferme quelques plantes utiles, au premier rang desquelles la POMME DE TERRE, mais surtout des plantes extrêmement vénéneuses, que nous allons décrire plus longuement. Trois tribus nous intéressent particulièrement dans cette famille.

La tribu des *Atropées* comprend, outre la POMME DE TERRE (*Solanum tuberosum*), la DOUCE-AMÈRE, *Morelle grimpante, Vigne de Judée, Herbe au sommeil, Loque* (*Solanum dulcamara*); (PL. IX, *fig.* 1), plante sarmenteuse, sous-arbrisseau grimpant, qui croît dans les lieux ombragés et humides, dans les haies, dans les buissons. Ses tiges flexibles et ses rameaux s'enroulent autour des plantes voisines, à la façon du houblon, et atteignent facilement une longueur de deux mètres et plus. Les feuilles de la douce-amère affectent la forme d'un cœur ou bien sont divisées en trois lobes, dont deux petits et un très développé, au centre. Les fleurs, disposées en grappes vers le milieu des tiges, sont jaunes au milieu et bleuâtres à la circonférence. Elles se montrent en juin et durent jusqu'en septembre, donnant naissance à de petites baies arrondies, d'abord vertes puis rouges quand elles arrivent à maturité.

La tige seule de cette plante est utilisée et douée de propriétés stimulantes, sudorifiques, dépuratives et faiblement narcotiques. Quand on mâche l'écorce ou les jeunes tiges, on leur trouve une saveur amère, puis douceâtre, c'est de là qu'est venu le nom donné à la plante. Son odeur, à l'état frais, est désagréable, mais disparaît en grande partie à la dessiccation. On prétend que l'odeur de la douce-amère attire les renards ; en tout cas, certains animaux, les chèvres et les moutons, en particulier, la recherchent avidement.

Quand on veut récolter les tiges de cette plante, on les choisit âgées d'un an au moins et on les coupe, soit au printemps avant la pousse des feuilles, soit à l'automne, et on ne doit pas les conserver plus d'une année, car après ce laps de temps elles ont perdu une grande partie de leurs propriétés médicinales.

La décoction de rameaux fendus et coupés menu, à la dose de 15 à 25 grammes pour un litre d'eau, est très active. On lui préfère l'infusion (30 grammes de tiges pour un litre d'eau bouillante), dans les cas de rhumatisme chronique, de goutte, de maladies de la peau, dartres, eczéma, scrofule. Un litre de tisane ou un verre à boire de décoction par vingt-quatre heures sont suffisants. A doses élevées, la douce-amère peut produire une véritable intoxication, dont les symptômes principaux sont : nausées, vomissements, vertiges, etc. C'est un stupéfiant, narcotique, dont on combat les effets par les stimulants ordinaires : thé, café, éther.

La MORELLE NOIRE, *Morelle, Raisin de loup, Crève-chien, Herbe aux sorciers (Solanum nigrum)*, est une plante très voisine de la précédente, mais non volubile ; sa tige, herbacée et anguleuse, atteint au maximum une hauteur de 60 centimètres ; ses feuilles, vert foncé, lisses, un peu dentelées, exhalent une odeur fétide, et ses fleurs, petites et blanches, donnent naissance à des fruits semblables à ceux de la douce-amère, mais qui deviennent rouges et noirs à maturité.

La Morelle noire jouit de propriétés narcotiques assez faibles, mais on ne doit jamais l'employer autrement qu'en cataplasmes de feuilles pilées et bouillies, traitement assez anodin, du reste, pour les cas de brûlures peu graves ou d'hémorroïdes, par exemple.

L'ALKÉKENGE, *Coqueret, Coquerelle, Physalide, Lanterne, Cerise d'hiver, Cerise de juif, Mirabelle de Corse, Amour en cage, Herbe à cloques (Physalis Alkekengi)*, (PL. IX, *fig.* 2), est une plante herbacée, vivace, atteignant quarante à cinquante centimètres de hauteur, qu'on rencontre fréquemment dans les champs et dans les vignes, sur les coteaux pierreux et secs. Ses fleurs, petites, blanchâtres, semblables à celles de la pomme de terre, donnent naissance à des fruits arrondis, d'un rouge foncé, de la grosseur d'une cerise, renfermés dans une sorte de poche membraneuse qui n'est autre que le calice de la fleur, développé de façon anormale après la chute des pétales, et dont les découpures se sont soudées entre elles. Cette enveloppe, d'abord verte, passe également au rouge vif, comme le fruit.

Les baies du coqueret — séparées de leur enveloppe qui est très amère — sont comestibles et leur goût rappelle celui de la tomate crue. Elles atteignent leur pleine maturité à l'automne et dans certaines contrées on en fait des confitures.

Elles sont diurétiques, rafraîchissantes et s'emploient comme telles, fraîches ou sèches : fraîches à la dose de quinze ou vingt par jour ; sèches, en infusion prolongée, contre les affections de l'appareil urinaire, la goutte, l'hydropisie. Elles entrent dans la préparation du sirop de chicorée composé.

Les feuilles du Coqueret s'emploient fréquemment dans les campagnes, en cataplasmes émollients, mais elles n'ont que des propriétés calmantes très faibles.

Le PIMENT DES JARDINS, *Corail des jardins*, *Poivre de Guinée* (*Capsicum annuum*) et le PIMENT DE CAYENNE, *Piment enragé* (*Capsicum fastigiatum*), sont employés en médecine dans le traitement des hémorroïdes, mais leur principale utilisation consiste à les faire servir comme condiments et régulateurs des fonctions digestives. Leur abus n'est, du reste, pas sans danger et peut occasionner des gastrites aiguës très douloureuses.

La BELLADONE, *Belle-dame* (*Atropa belladona*), (PL. IX fig. 3), est une plante herbacée, vivace, atteignant jusqu'à 1 m. 50 de hauteur et croissant au milieu des bois, dans les lieux humides, dans les décombres. Sa racine, charnue, épaisse, atteignant deux à quatre centimètres de diamètre à la base, donne naissance à une tige dressée, robuste, un peu velue, simple à la base, ramifiée au sommet. Ses feuilles sont d'un vert sombre, assez grandes, aiguës, couvertes d'un léger duvet. Ses fleurs, de couleur pourpre ou jaunâtre, à calice vert persistant, se montrent de juin en août et produisent des baies globuleuses, de la grosseur d'une cerise, d'abord vertes, puis rouges, et enfin d'un beau noir luisant.

La belladone est une plante *extrêmement dangereuse*, qu'on doit détruire partout où on la rencontre, surtout dans les lieux accessibles aux enfants que pourraient tenter ses fruits. Toutes les parties de cette plante sont vénéneuses, quoique à des degrés différents. Les baies renferment de l'*atropine*, les feuilles, la tige et surtout la racine contiennent en outre de l'*hyoscyamine*, deux alcaloïdes très actifs, que la médecine emploie dans certains cas, mais à doses infinitésimales.

Les empoisonnements par la belladone, assez fréquents dans les campagnes, ne sont jamais occasionnés par les tiges ou les feuilles de cette plante, car elles exhalent une odeur forte et repoussante et possèdent une saveur très âcre qui écarte tous ceux qui seraient tentés d'y goûter. Les baies, au contraire, ont une saveur un peu douceâtre, c'est ce qui explique que les enfants et même les grandes personnes ignorantes les confondent si souvent avec celles de l'airelle myrtille, ou même avec des *guignes*. Elles sont cependant très faciles à reconnaître, avec un peu d'attention ; plus grosses que les baies d'airelle, d'un noir luisant, au lieu d'un noir bleuté et pruineux, elles conservent toujours à la base le *calice vert* persistant de la fleur qui leur a donné naissance. Enfin, ce qui les différencie des guignes, c'est que les guignes, comme les autres cerises, ont un noyau, tandis que les baies de belladone ne renferment que des petites graines chagrinées.

Nous ne quitterons pas la tribu des *Atropées* sans mentionner la MANDRAGORE (*Mandragora officinalis*), plante commune en Italie et surtout en Asie Mineure, dont les charlatans et les occultistes ont fait au moyen âge un usage immodéré. Cette solanée, curieuse seulement par les formes bizarres qu'elle affecte parfois, ne possède aucune propriété médicinale reconnue.

La tribu des *Hyoscyamées* renferme deux plantes particulièrement vénéneuses :

La JUSQUIAME NOIRE, *Hanebane*, *Herbe aux engelures* (*Hyoscyamus niger*), (PL. IX, *fig.* 4), est une plante annuelle, très commune dans notre pays ; elle croît dans les décombres, les lieux pierreux et incultes, au bord des chemins. Sa tige rameuse, visqueuse, couverte de poils, ainsi que tout le reste de la plante, atteint une hauteur de cinquante à quatre-vingt centimètres. Ses feuilles sont oblongues, d'un vert glauque, molles et profondément découpées. Ses fleurs, d'un blanc jaunâtre, à réseau violacé ou pourpre, se montrent de mai à juillet et donnent naissance à des fruits composés de deux loges, fermées par un couvercle elleptique qui se détache à maturité et met en liberté des graines chagrinées, à saveur huileuse et amère.

La Jusquiame est une plante aussi vénéneuse que la belladone, mais elle cause très peu d'accidents, car son aspect peu engageant, la viscosité de toutes ses parties, son odeur vireuse, désagréable, et sa saveur fade, amère et âcre à la fois, suffisent à éloigner les imprudents. Ses propriétés médicinales sont multiples, mais elles sont exclusivement du ressort de la médecine et de la pharmacie, et l'on doit se garder avec soin d'en essayer soi-même la préparation.

Le DATURA STRAMOINE, *Pomme épineuse*, *Marron du diable*, *Herbe aux sorciers*, *Herbe aux magiciens*, *Endormie*, *Chasse-taupe* (*Datura stramonium*), (PL. IV, *fig.* 5), est une plante herbacée, annuelle, haute de 60 centimètres en moyenne, mais dont la tige, rameuse, dressée, atteint parfois 1 m. 50. Ses feuilles, larges, à bord sinué et denté, sont vert foncé en-dessus. Ses belles fleurs, blanches, naissant à la bifurcation des rameaux, se montrent en juillet-août et donnent naissance à un fruit capsulaire, hérissé d'épines, offrant une grande analogie avec celui du marron d'Inde, mais plus long. L'intérieur de cette capsule est divisé en deux loges dans le haut et quatre dans le bas, s'ouvrant à maturité par quatre valves et laissant s'échapper une quantité de graines, petites, noires, réniformes, chagrinées.

Cette plante, *extrêmement vénéneuse* dans toutes ses parties, se rencontre en abondance dans notre pays et est même, à tort, cultivée dans les jardins pour la beauté de ses fleurs. Celles-ci, d'ailleurs, n'ont en fait de parfum qu'une odeur âcre et nauséeuse, qu'elles partagent avec les feuilles et les fruits. La saveur des graines, un peu sucrée, est la cause la plus fréquente des empoisonnements, les enfants s'amusant à les croquer parfois.

Le datura est employé en médecine à divers usages, à raison de l'alcaloïde qu'il renferme : la *daturine*, analogue comme effets à l'atropine et à l'hyoscyamine, mais c'est un produit tellement dangereux à manier que seul le médecin doit en être le dispensateur. Tout au plus, pourra-t-on en conseiller l'usage de quelques feuilles sèches, mélangées à des feuilles de sauge et fumées dans la pipe au début d'un accès d'asthme. Elles apporteront un grand soulagement au malade, mais celui-ci devra s'arrêter immédiatement, en cas de nausées ou de vertige.

La tribu des *Cestrinées* renferme, entre autres plantes intéressantes, le TABAC (*Nicotiana tabacum*), plante originaire d'Amérique et présent funeste du Nouveau-Monde à l'Ancien. Si les propriétés médicinales du tabac sont à peu près nulles, ses propriétés toxiques sont assez caractérisées pour que la raison le fasse proscrire..

Dussé-je prêcher dans le désert et n'être pas plus écouté que ne le fut le prophète, il me faut bien rappeler à quels dangers s'exposent les fumeurs, priseurs et chiqueurs de l'herbe importée par Jean Nicot : gastrites, gingivites, stomatites, cancers de la langue et des lèvres, amnésie ou perte de la mémoire, vertiges, troubles cérébraux, amaigrissement, cachexie, tuberculose, etc., tel est le contingent de maux que le tabac fournit à l'humanité. Et cependant la consommation de la plante néfaste s'accroît de jour en jour, et nous voyons de tous jeunes écoliers « griller une cigarette » en cachette, par vantardise et pour « faire l'homme », car ils ne retirent, le plus souvent, d'autre profit de cet exploit qu'une abominable nausée.

Si l'usage immodéré du tabac est nuisible chez l'adulte, à plus forte raison est-il excessivement dangereux pour l'enfant dont le système nerveux, à peine équilibré, est si prompt à s'altérer. Pères de famille qui, par insouciance ou par faiblesse, laissez fumer vos enfants avant l'âge où la raison leur dictera la conduite qu'ils doivent tenir, dites-vous bien que vous les laissez volontairement s'intoxiquer et, qui plus est, contracter pour l'avenir une passion dont ils ne pourront plus se défaire. Si vous doutez de mes conseils, essayez de vous déshabituer vous-même... Si vous réussissez, au moins vous en tirerez profit et vous ne donnerez pas le mauvais exemple à vos fils.

FAMILLE DES SCROPHULARINÉES

Cette famille se subdivise en trois tribus. La tribu des *Verbascées* comprend principalement :

Le BOUILLON-BLANC (*Verbascum Thapsus*), (PL. X, *fig. 1*), plante commune dans les terrains incultes et les taillis, bisannuelle, à tige simple, cotonneuse, élevée, portant des feuilles épaisses, alternes, un peu crénelées et disposées à la base en rosettes serrées. Ses fleurs, jaunes, sont disposées en épi. Récoltées à maturité et séchées au soleil, elles dégagent une odeur agréable, analogue à celle du miel. Elles jouissent de propriétés pectorales et comme telles on les emploie en infusion légère dans les rhumes, bronchites et maux de gorge.

La tribu des *Antirrhinées* comprend :

La SCROPHULAIRE NOUEUSE, *Herbe aux écrouelles* (*Scrophularia nodosa*), plante également très commune et vantée autrefois dans le traitement des humeurs froides. Son usage est totalement abandonné de nos jours.

La GRATIOLE, *Petite digitale, Séné des prés, Herbe à pauvre homme, Herbe à fièvre, Centauroïde, Grâce de Dieu,* (*Gratiola officinalis*), plante vivace commune dans les endroits humides et marécageux, à tige herbacée, noueuse, sillonnée, atteignant une hauteur de 30 à 40 centimètres, à feuilles ovales, allongées, dentées, d'un vert jaunâtre, à fleurs solitaires d'un blanc jaunâtre.

Le principe actif de la Gratiole réside dans sa racine, dont la saveur est amère, âcre et nauséeuse. A la dose de 1 à 2 grammes, en poudre, ou en infusion (4 gr. pour 100 gr. d'eau), elle constitue un vomitif excellent, mais à doses plus élevées, elle devient un purgatif drastique dont l'emploi n'est pas sans danger.

La tribu des *Rhinanthées* comprend :

La DIGITALE, *Doigt de la Vierge, Gant de Notre-Dame, Clochette, Péterelle, Queue de loup, Berlue* (*Digitalis purpurea*), (PL. X, *fig.* 2), plante herbacée, bisannuelle ou vivace, qu'on rencontre partout dans notre pays, surtout dans les terrains arides et montagneux, au bord des chemins, des haies, et qui est souvent cultivée dans les jardins pour la beauté de ses fleurs.

La tige, dressée, simple, rarement rameuse, de la Digitale atteint souvent une hauteur de un mètre et plus, elle est velue et rougeâtre, surtout à la base. Ses feuilles, alternes, oblongues, aiguës, très larges vers le pied de la plante, vont en diminuant de dimension à mesure qu'elles approchent des fleurs, qui forment une longue grappe simple à l'extrémité de la tige. Ces fleurs, qui se montrent de juin à septembre, sont purpurines ou rosées, marquées à l'intérieur de taches blanches ocellées ; leur corolle offre dans son ensemble l'aspect d'un doigt de gant. Elles donnent naissance à de petites capsules à deux valves contenant de nombreuses graines très fines.

Toutes les parties de cette plante sont *vénéneuses*, et

une dose de 40 grammes de feuilles fraîches ou de 10 grammes de poudre de feuilles suffit à amener la mort, à raison du principe actif qu'elles renferment : la *digitaline*.

Bien que les préparations à base de digitale ou de digitaline soient considérées avec raison par les médecins comme le meilleur sédatif du cœur, on ne doit *jamais* en faire usage soi-même, car on s'exposerait à un empoisonnement presque certain.

La VÉRONIQUE OFFICINALE, *Thé d'Europe, Thé des ladres* (*Veronica officinalis*), (PL. X, *fig.* 3), est une plante vivace, abondante dans les bois. Sa tige couchée, d'où partent des racines adventives, porte des feuilles opposées, ovales, légèrement crénelées, des grappes de fleurs bleues, longues de 8 à 10 centimètres, axillaires, auxquelles succèdent de petits fruits en forme de cœur.

La Véronique possède quelques vertus stomachiques et digestives, et on emploie ses fleurs, séchées, en infusion légère, dans la dyspepsie et les flattuosités.

FAMILLE DES LABIÉES

Cette famille comprend plusieurs tribus de plantes généralement aromatiques.

La première, celle des *Ocimées*, comprend les différentes variétés de lavandes : la LAVANDE VRAIE, *Lavande en épis, Lavande femelle* (*Lavandula officinalis*), (PL. X, *fig.* 4), la LAVANDE MALE, *Lavande spic, Lavande aspic, Faux nard* (*Lavandula spica*) ; la LAVANDE STŒCHAS (*Lavandula stœchas*) et le BASILIC (*Ocimum basilicum*).

Toutes ces variétés, assez connues pour n'avoir pas besoin d'être décrites, jouissent de propriétés aromatiques et stimulantes comme la plupart des espèces suivantes, mais elles sont surtout employées en parfumerie.

La tribu des *Menthées* comprend les différentes variétés de *Menthes* : la MENTHE VERTE (*Mentha viridis*) ; la MENTHE POIVRÉE (*Mentha piperita*) ; la MENTHE CRÉPUE (*Mentha crispa*) ; la MENTHE AQUATIQUE (*Mentha aquatica*) ; la MENTHE

A FEUILLES RONDES (*Mentha rotundifolia*) ; la MENTHE CULTI-
VÉE (*Mentha sativa*), etc., etc.

Presque toutes les variétés de ce groupe ont les mêmes
vertus, à des degrés divers. On les emploie plus souvent
sous forme d'*alcoolat* ou d'*essence de menthe* qu'en nature,
dans les gastralgies, dyspepsies chroniques, l'atonie de l'estomac, etc.

C'est une espèce exotique de cette tribu, le POGOSTEMON
PATCHOULY, qui fournit le *patchouli* des parfumeurs.

La tribu des *Origanées* comprend les variétés de THYM,
le THYM COMMUN (*Thymus vulgaris*) et le THYM SAUVAGE OU
Serpollet (*Thymus serpillum*), espèces toutes deux très
communes, dont les usages sont plutôt culinaires que mé-
dicinaux ; l'ORIGAN VULGAIRE (*Origanum vulgare*) et la MAR-
JOLAINE (*Origanum majorana*), qui poussent dans les bois
secs et montueux et sont cultivées dans les jardins. Leurs
fleurs sont employées en infusion comme toniques et stimulantes. La SARRIETTE (*Satureia hortensis*) et l'HYSOPE
(*Hyssopus officinalis*) jouissent des mêmes propriétés.

La tribu des *Mélissées* comprend la MÉLISSE OFFICINALE
(*Melissa officinalis*) et le CALAMENT (*Melissa Calamintha*),
communément employées comme stomachiques, antispasmodiques et vulnéraires.

La tribu des *Salviées* comprend la SAUGE et le ROMARIN.

La SAUGE DES PRÉS, *Herbe sacrée*, *Thé de Grèce* (*Salvia
pratensis*), (PL. X, *fig.* 5), est une plante herbacée, vivace,
haute de 30 à 60 centimètres, qu'on rencontre au bord des
chemins, dans les prairies, les pâturages. Ses feuilles sont
opposées, pétiolées à la base de la plante, sessiles à la partie supérieure, dentelées sur les bords, couvertes d'un duvet blanchâtre sur leurs deux faces. Ses fleurs sont, le plus
souvent, d'un beau bleu, disposées en forme d'épi inter-
rompu ; quelquefois elles sont roses ou même blanches,
mais rarement, et apparaissent de mai à juillet. Leur odeur
est fortement balsamique et leur saveur aromatique, légèrement âcre et amère.

La sauge est une plante stimulante et tonique qu'on emploie en infusion, comme le thé, dans les digestions difficiles. Elle entre dans la composition du *Vin aromatique*.

La SAUGE OFFICINALE (*Salvia officinalis*) ne croît que dans la région méditerranéenne. La SAUGE SCLARÉE, *Orvale* (*Salvia sclarea*), se rencontre surtout dans les terrains rocailleux, au pied des vieux murs. Ces deux variétés jouissent des mêmes propriétés que la sauge des prés.

Le ROMARIN (*Rosmarinus officinalis*) est aussi une plante du Midi, mais on la cultive dans tous les jardins. Son huile essentielle, qu'on obtient par distillation de la plante fraîche dans des appareils spéciaux et sur place, entre dans la composition de l'*eau de Cologne* et du *baume Opodeldoch*. L'infusion de sommités fleuries de romarin est présentée comme stimulant, excitant et emménagogue.

La tribu des *Stachydées* renferme :

L'ORTIE BLANCHE, *Lamier blanc* (*Lamium album*), plante très commune et très répandue le long des chemins et des haies. Ses petites fleurs, très nombreuses et d'un blanc éclatant, exhalent, quand on les froisse, une odeur douce analogue à celle du miel ; elles ont une saveur mucilagineuse et renferment du tannin et du nitrate de potasse, ce qui les rend précieuses, comme astringentes et tonifiantes, en injections vaginales (50 gr. de fleurs, infusées dans un litre d'eau bouillante) dans la leucorrhée chronique, les flueurs blanches.

La BÉTOINE (*Betonia officinalis*), plante également très répandue dans les prés et les lieux ombragés, mais qui n'est plus guère employée, bien qu'on lui reconnaisse des vertus stimulantes et sudorifiques.

Le MARRUBE BLANC, *Herbe vierge*, *Marrochenier* (*Marrubium vulgare*), mauvaise herbe vivace de nos campagnes qui croît dans tous les lieux incultes et dont les petites fleurs blanches, qui se montrent de mai à octobre, ont une odeur aromatique prononcée et une saveur âcre, chaude, amère et nauséeuse. On emploie encore ses sommités fleuries, après dessiccation, en infusion légère contre les catarrhes chroniques, les toux rebelles, l'asthme, etc.

La tribu des *Népétées* renferme deux espèces intéressantes, la CATAIRE et le LIERRE TERRESTRE.

La CATAIRE, *Herbe aux chats, Menthe des chats (Nepeta cataria)*, est une plante assez semblable à la menthe et dont le parfum exerce sur les chats une singulière et puissante attraction qui les fait se rouler dessus et entrer dans une sorte de crise nerveuse analogue à celles que leur cause la racine de Valériane. Les feuilles fraîches de la Cataire passent pour calmer les rages de dents causées par les névralgies dentaires. Il suffit de les mâcher en petite quantité pour obtenir un peu de soulagement. Ses sommités fleuries s'emploient comme celles de la menthe.

Le LIERRE TERRESTRE, *Herbe de Saint-Jean, Glécome lierre, Terrette, Couronne de terre (Glecoma hederacea)*, est une plante très commune dans les endroits frais et ombragés, au pied des haies et des murs. Ses fleurs sont rosées ou bleuâtres et exhalent une odeur forte et aromatique, ainsi que toutes les autres parties de la plante. Leur saveur est âcre, balsamique et amère, et on les emploie en infusion dans les maladies de l'appareil respiratoire, comme béchiques et antiscorbutiques.

La tribu des *Ajugées* ne compte pour nous que quelques représentants : le PETIT CHÊNE (*Teucrium chamaedrys*), la GERMANDRÉE MARITIME, *Marum (Teucrium marum)*, et le BOUILLOT DE MONTAGNE (*Teucrium montanum*), qui sont tous deux utilisés comme stimulants, toniques et digestifs, en infusions légères de leurs sommités fleuries.

En général, toutes les plantes de la famille des *Labiées* jouissent, comme nous venons de le voir, de propriétés toniques et stimulantes. C'est un des groupes dans lesquels la médecine par les simples trouve le plus de sujets intéressants et utiles.

Famille des Verbénacées

Cette famille, très voisine de la précédente, renferme une plante très connue, la Verveine, la seule dont nous ayons à nous occuper ici.

La Verveine officinale, *Herbe sacrée, Herbe à tous maux (Verbena officinalis)*, (Pl. X, fig. 6), est une plante herbacée, vivace, à tige quadrangulaire et rude sur les angles, atteignant une hauteur de 30 à 60 centimètres et portant des feuilles dures, opposées, sessiles, oblongues, crénelées, à nervures très accusées sur leur face inférieure qui est rugueuse au toucher. Les fleurs de la verveine sont groupées en épis grêles, très petites, d'un rouge pâle ou bleu lilas ; elles se montrent depuis juin jusqu'en octobre.

La verveine, autrefois fort réputée, n'est plus guère employée qu'en cataplasmes faits avec ses feuilles écrasées et macérées dans du vinaigre. En cet état, on les applique sur les points de côté, les coups et blessures non enflammées ni à vif, les douleurs rhumatismales, le lumbago. En tisane, à l'intérieur, l'infusion de feuilles ou de fleurs est tonique et légèrement astringente.

Famille des Plantaginacées

Cette famille n'est intéressante que par une seule plante indigène, le Plantain, et quelques espèces exotiques.

Le Plantain (*Plantago major*) est une plante excessivement répandue sur tous les chemins, au bord des fossés, au pied des murs. Ses épis sont bien connus des ménagères qui les associent au mouron pour nourrir les petits oiseaux chanteurs en cage. On n'utilise que ses feuilles pour préparer l'eau distillée de plantain, assez efficace dans les ophtalmies légères.

Les Semences de Psyllium sont les graines du *Plantago psyllium*, qui croît dans le sud de l'Europe et le nord de l'Afrique ; on les utilise comme laxatives, diurétiques et rafraîchissantes, au même titre que la graine de lin.

FAMILLE DES CUCURBITACÉES

Cette famille renferme surtout des espèces alimentaires, telles que les COURGES et POTIRONS (*Cucurbita Pepo, Cucurbita maxima*) ; les MELONS (*Cucumis melo*) ; les CONCOMBRES (*Cucumis sativus*) ; les CITROUILLES (*Citrullus vulgaris*), et comprend aussi des plantes douées de propriétés médicinales, telles que la BRYONE et la COLOQUINTE.

La BRYONE, *Vigne blanche, Navet du diable, Couleuvrée, Racine vierge* (*Bryonia dioïca*), est une plante vivace, très commune dans les haies ; ses tiges minces et longues, pouvant atteindre jusqu'à 4 mètres, sont pourvues de vrilles qui s'enroulent autour des arbrisseaux voisins. Les fleurs de la Bryone, mâles et femelles sur le même pied, sont petites, blanchâtres et disposées en bouquets à l'aisselle des feuilles. Les fleurs femelles donnent naissance à de petites baies de couleur rouge et grosses comme un pois.

Les propriétés médicinales de la bryone résident exclusivement dans la racine qui est très grosse, charnue, jaunâtre extérieurement et blanche à l'intérieur. Le principe actif de cette racine, très amer, constitue un purgatif drastique qui n'est pas sans danger. On emploie, en médecine, la racine de Bryone, en infusion, à la dose de 4 à 5 grammes par litre d'eau, ou en poudre à la dose de 1 à 2 grammes.

En médecine vétérinaire, elle réussit assez bien, à dose plus élevée (30 grammes de racine fraîche râpée, pour un cheval).

La racine de bryone, râpée dans l'eau et convenablement lavée, pour la débarrasser de ses principes amers, laisse un résidu analogue à la fécule de pommes de terre et jouissant des mêmes propriétés nutritives.

La COLOQUINTE, fruit du *Citrullus colocynthis* (PL. X, *fig.* 7), plante originaire de l'Orient, mais que l'on cultive fréquemment dans nos jardins. Il faut éviter avec soin de manger ces fruits et surtout de les laisser manger aux enfants, car ils contiennent un principe actif très violent.

Mieux vaut proscrire complètement la plante, par mesure de prudence. La pharmacie utilise la coloquinte dans la préparation des *pilules de Coloquinte composées*.

Ne quittons pas la famille des *Cucurbitacées* sans signaler l'emploi des *semences de courge*, graines de nos espèces indigènes de *Cucurbita Pepo* et *Cucurbita maxima*, dont les propriétés vermifuges, sous forme de pulpe écrasée ou d'émulsion dans du lait à la dose de 30 à 50 grammes, sont utilisées journellement pour la destruction des parasites de l'intestin.

C'est le fruit d'une Cucurbitacée africaine, le *Luffa cylindrica* qui, lavé et débarrassé de sa pulpe intérieure, fournit l'*éponge végétale*.

Famille des Rubiacées

Cette famille se subdivise en trois tribus, celle des *Rubiées*, celle des *Cofféées* et celle des *Cinchonées*, que nous allons passer rapidement en revue, la première seule renfermant des espèces indigènes.

Dans la tribu des *Rubiées*, nous trouvons la Garance (*Rubia tinctorum*), dont la racine était autrefois universellement employée pour la teinture des étoffes en rouge. La culture de la garance a fait jadis la fortune de beaucoup de nos départements du Midi. C'est dans le but de la protéger, alors qu'elle commençait à décliner, que l'on décida de donner à nos soldats le *pantalon rouge*, dont la couleur beaucoup trop voyante expose plus que toutes les autres les troupes qui en sont revêtues à être aperçues à longue distance. Aujourd'hui, bien que l'*alizarine*, principe colorant de la garance, ait été créée artificiellement par synthèse, et que la protection de la plante tinctoriale ne s'impose plus, les soldats français, par routine, n'en sont pas moins encore affublés du pantalon *garance*, qui les met, au point de vue de la sécurité en temps de guerre, en état d'infériorité manifeste vis-à-vis des troupes de tous les autres pays.

La racine de garance, au temps de sa splendeur, passait pour jouir de propriétés toniques, emménagogues et diurétiques.

Plusieurs autres plantes de cette tribu ont eu, elles aussi, leur vogue passagère, mais on ne les emploie plus, telles sont le CAILLE-LAIT (*Galium verum*), vanté contre l'épilepsie, l'hystérie et l'éclampsie ; le GRATERON (*Galium aparine*), diurétique assez actif, en somme, mais facilement remplaçable ; l'ASPÉRULE ODORANTE, *Reine des bois* (*Asperula odorata*) jouit encore en Suisse d'une certaine faveur. On utilise la décoction de ses feuilles séchées comme tisane tonique, diurétique, stimulante et vulnéraire. Cette gracieuse petite plante, inodore à l'état frais, acquiert par la dessiccation une odeur de miel assez prononcée et agréable.

La tribu des *Coffées* comprend toutes les variétés de caféiers, dont le type le plus connu est le CAFÉIER COMMUN (*Coffea arabica*), arbrisseau originaire du sud de l'Abyssinie, transplanté en Arabie d'abord et ensuite cultivé dans toutes les régions tropicales du globe.

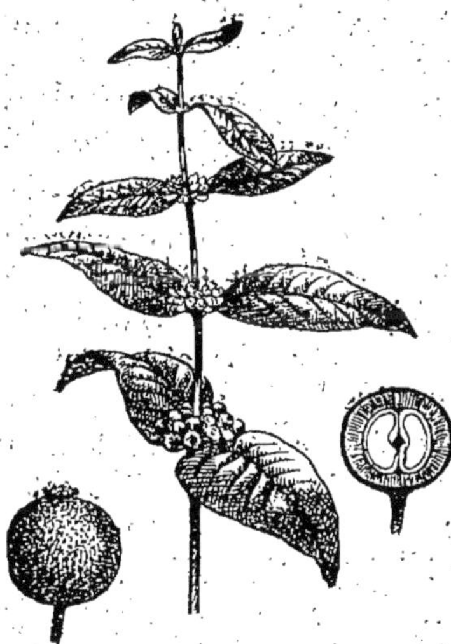

La graine du caféier, le CAFÉ proprement dit, est assez connue pour que nous ne parlions de ses propriétés usuelles que d'une façon très brève. A doses modérées, l'infusion de café torréfié est stimulante, stomachique, des plus agréables, donnant à la circulation et aux fonctions cérébrales un léger coup de fouet. A doses élevées, le *café*, comme tous les excitants, agit sur le système nerveux et sur le

Figure 64
FRUIT, PLANTE ET GRAINE DU CAFÉ

cœur d'une façon trop énergique ; le *caféisme*, comme le *théisme*, l'*absinthisme*, devient une passion dangereuse : il provoque des tremblements nerveux, des maux de tête, de l'insomnie, de l'amaigrissement, etc.

Le professeur Potain, spécialiste des maladies du cœur, disait avec raison que le *thé*, le *café*, l'*alcool* et le *tabac* étaient les quatre grands poisons du cœur.

Le principe actif du café, la *caféine*, qui existe d'ailleurs en plus grande quantité dans les *feuilles* du caféier que dans les graines, est utilisé à très petites doses, en potions ou en injections hypodermiques dans le traitement de certaines affections du cœur, quand il s'agit de remédier à l'atonie de cet organe ; c'est un puissant stimulant, très utile dans les cas graves ou même désespérés, quand l'organisme ne réagit plus par lui-même. Le café est aussi le meilleur antidote des poisons stupéfiants et narcotiques. Il agit non seulement par la caféine, mais aussi par le tannin qu'il contient en proportion élevée. C'est ainsi qu'il neutralise en partie les funestes effets de la nicotine et atténue les dangers de l'intoxication tabagique.

C'est dans la tribu des Coffées que se rencontrent les diverses espèces qui fournissent les racines d'*Ipécacuanha*, si connues comme vomitives. Nous ne ferons que les citer, ce sont : l'IPÉCACUANHA DU BRÉSIL (*Cephælis Ipecacuanha*) et l'IPÉCACUANHA VIOLET, de la Nouvelle-Grenade (*Psychotria emetica*).

La tribu des CINCHONÉES, bien que ne renfermant, elle aussi, que des spécimens exotiques, mérite d'arrêter notre attention. C'est dans cette sous-famille, en effet, que se rencontrent toutes les variétés de QUINQUINAS.

En raison du tannin et des alcaloïdes nombreux qu'elle renferme, l'écorce de quinquina était employée uniquement comme tonique, aux siècles précédents, mais depuis 1820, époque où Pelletier et Gaventou isolèrent le plus actif de ces alcaloïdes, la quinine, et en démontrèrent les propriétés fébrifuges, la culture et l'usage du quinquina se sont considérablement étendus.

La quinine, sous forme de *sulfate de quinine*, s'administre à la dose de 25 centigrammes à 1 gramme par jour dans les fièvres paludéennes et les névralgies intermittentes, revenant à époques fixes. A doses élevées, le sulfate de quinine, d'ailleurs d'une amertume excessive, occasionne des bourdonnements d'oreille très désagréables.

Le quinquina, en tant que tonique amer et fortifiant, s'emploie dans nombre de cas, notamment dans l'anémie, la chlorose, la chloro-anémie, seul ou associé à l'iodure et au lactate de fer, à la poudre de viande, etc. On le prend en infusion, en extrait ou en macération alcoolique.

L'infusion se prépare en faisant macérer 25 grammes de quinquina dans un litre d'eau froide, pendant deux jours. Le vin de quinquina se prépare en faisant macérer 30 grammes d'écorce de quinquina concassée dans 100 grammes de bonne eau-de-vie pendant vingt-quatre heures et en ajoutant ensuite une quantité suffisante de vin pour porter la macération à 1 litre. Au bout de 8 jours, on décante et on filtre. Quand on emploie des vins riches en alcool, comme les vins d'Espagne, on peut supprimer l'eau-de-vie et faire macérer directement l'écorce dans le vin pendant le même laps de temps.

Le vin de quinquina s'administre à la dose d'une cuillerée à bouche, pour les enfants, d'un verre à liqueur pour les adultes, avant chaque repas.

Les meilleures variétés de Quinquinas sont : le QUINQUINA OFFICINAL (*Cinchona officinalis*), le QUINQUINA ROUGE (*Cinchona succirubra*) et le QUINQUINA CALISAYA (*Cinchona Calisaya*). Peu de matières sont, du reste, aussi falsifiées.

FAMILLE DES VALÉRIANACÉES

Cette famille n'offre, pour ce qui nous intéresse, que deux variétés du genre VALÉRIANE :

La VALÉRIANE OFFICINALE, *Herbe à Saint-Georges*, *Valé-*

riane sauvage, *Herbe aux chats* (*Valeriana officinalis*), (PL. XI, *fig.* 1), est une plante vivace, herbacée, qu'on rencontre dans les marais, les bois humides, les prairies basses. Sa souche ou rhizome, garnie de nombreuses racines, émet chaque année des rameaux élevés de 50 centimètres à 1 mètre et plus, garnis de feuilles très découpées et de fleurs nombreuses, petites, blanches ou légèrement rosées, répandant une odeur agréable.

C'est le rhizome et la racine de cette plante qui sont employés en médecine, en raison de leur action stimulante, antispasmodique et diurétique. Les chats sont littéralement affolés par l'odeur de la racine de valériane séchée et se roulent dessus en manifestant une joie extraordinaire. La valériane s'administre sous forme de poudre de racine (1 à 20 grammes), de teinture, d'extrait et d'alcoolature.

La GRANDE VALÉRIANE (*Valeriana Phu*), cultivée dans beaucoup de nos jardins, possède les mêmes propriétés que la précédente, mais à un moindre degré.

FAMILLE DES COMPOSÉES

Cette famille, la dernière de notre classification, comprend un grand nombre de tribus, dans lesquelles viennent se ranger la plupart des plantes ornementales de nos jardins et de nos parterres. Nous en citerons quelques-unes afin de servir de point de repère et de comparaison avec les espèces médicinales qui doivent le plus nous occuper.

La tribu des *Chicoracées* comprend :

Les différentes variétés de *Chicorées*, la CHICORÉE SAUVAGE OU AMÈRE (*Cichorium intybus*) et l'ENDIVE (*Cichorium endiva*), cette dernière exclusivement alimentaire.

La CHICORÉE AMÈRE est connue de tout le monde et toute description en serait superflue. Qui n'a vu ses belles fleurs bleues émailler les lieux incultes, le bord des chemins, les décombres, les tas de pierres ? Les parties utiles de la plante sont sa racine et ses feuilles radicales, qu'on cueille avant le développement de la tige. Elles sont employées comme toniques et dépuratives et entrent dans la composition du *sirop de rhubarbe composé*. Comme beaucoup de plantes végétant au milieu des décombres et sur le bord des routes, la chicorée renferme du nitrate de potasse qui lui communique des propriétés diurétiques.

Est-il besoin d'énumérer les usages alimentaires de la chicorée ? On en mange les feuilles quand elles sont encore tendres, et enfin surtout on se sert de la racine torréfiée comme succédané du café, dont elle n'a pas les propriétés excitantes.

Le PISSENLIT (*Taraxacum dens leonis*) et la SCORSONÈRE ou *Salsifis* noir (*Scorzonera hispanica*), plantes alimentaires, ainsi que les différentes variétés de *laitues*.

Les LAITUES sont des plantes herbacées, annuelles, à tiges rameuses, renfermant un suc laiteux, qu'on rencontre dans toute l'Europe tempérée.

La *Laitue vireuse* (*Lactuca virosa*), la *Laitue élevée* (*Lactuca altissima*) et la *Laitue scariole* (*Lactuca scariola*), fournissent le *lactucarium*, suc desséché de leurs tiges, recueilli en coupant celles-ci au printemps, vers le moment de la floraison et en sectionnant chaque jour une nouvelle tranche. Ce suc frais, quand il est exposé au soleil, durcit, perd sa couleur blanche et prend une consistance solide et une teinte brune qui rappellent l'aspect de l'opium, d'où son nom d'*opium de laitue*.

Loin d'avoir les propriétés nocives de l'opium vrai, le lactucarium est un calmant qu'on emploie avec succès dans la médecine infantile, surtout pour calmer la toux et diminuer l'irritation nerveuse. Il est très faiblement narcotique.

En broyant les tiges et les feuilles des diverses variétés de laitues, et en évaporant le suc ainsi extrait, on obtient un produit dénommé *thrydace*, employé en parfumerie.

La TRIBU des *Eupatoriées* comprend uniquement comme plantes indigènes, l'EUPATOIRE A FEUILLES DE CHANVRE, *Herbe de Sainte-Cunégonde, Chanvrine, Origan*, des

mardis (*Eupatorium cannabinum*), (PL. XI, fig. 2), plante
herbacée, vivace, à tige rameuse, duveleuse, souvent rougeâtre, pleine de moelle, atteignant de 60 centimètres à
1 mètre et plus de hauteur, dont les fleurs, réunies en capitules terminaux, rosées ou violacées, se montrent depuis
juillet jusqu'en septembre. On la rencontre au bord des
ruisseaux, dans les endroits marécageux et humides. Ses
racines obliques, un peu fibreuses, blanchâtres, de la grosseur du petit doigt et d'une saveur amère et piquante, ont
une action purgative et ses feuilles, en infusion, passent
pour être toniques, mais on ne les emploie plus guère de
nos jours.

La tribu des *Cynarées* est plus importante, au point de
vue qui nous occupe. C'est dans ce groupe qu'on rencontre :

Le CARDON COMESTIBLE (*Cynara cardunculus*).

L'ARTICHAUT (*Cynara scolymus*).

La CARLINE, *Caméléon* (*Carlina acaulis*), plante bisannuelle, à tige peu ramifiée, se rapprochant beaucoup des
précédentes et du chardon commun par la forme de ses
feuilles. Cette plante, très commune dans les pâturages
arides du Centre de la France, et dont on mange en certaines contrées les réceptacles charnus, comme ceux de
l'artichaut, n'est plus guère employée que comme plante
fourragère, bien que pendant longtemps on l'ait vantée
comme sudorifique, stomachique et stimulante. Sa racine,
blanche en dedans et brune à l'extérieur, a un goût amer
très prononcé.

Le CHARDON MARIE, *Chardon argenté, Chardon Notre-
Dame, Artichaut sauvage* (*Silybum Marianum*), dont les
têtes, assez coriaces, remplacent quelquefois celles d'artichaut et dont les grandes feuilles, épineuses, sont tachetées et marbrées de blanc. L'extrait ou teinture alcoolique
de ses graines est utilisé dans le traitement des hémorroïdes et des congestions utérines.

Le CHARDON BÉNIT (*Cnicus benedictus*) est une espèce

de chardon très commune dans la région méditerranéenne. Sa tige, qui atteint une hauteur de 30 à 40 centimètres, est rameuse, rougeâtre, cannelée, couverte d'un duvet laineux. Ses feuilles, alternes, velues, profondément dentées et épineuses, sont utilisées en infusion (30 grammes par litre d'eau) comme toniques, fébrifuges et sudorifiques. Toute la plante est douée d'une saveur amère intense, ce qui la fait quelquefois employer, au lieu du houblon, dans la fabrication de la bière.

Les diverses Centaurées, plantes très populaires dans nos régions et dont on utilise les propriétés toniques et amères. De ce nombre, sont : la Jacée (*Centaurea jacea*) et le Bleuet (*Centaurea cyanus*), (Pl. XI, *fig.* 3), si commun dans nos champs de céréales. Les fleurs de cette plante, d'une si jolie couleur bleue, sont employées pour préparer l'*eau distillée de bleuet*, qui constitue un collyre très apprécié.

La Bardane a petites têtes, *Herbe aux teigneux, Teigne, Glouteron* (*Lappa minor*), (Pl. XI, *fig.* 4), plante bisannuelle, à tige robuste, atteignant et dépassant 1 mètre de hauteur. Ses feuilles sont grandes et ses fleurs, rosées, à capitules globuleux, s'attachent aux vêtements. Elle est très commune dans les lieux incultes, les décombres, sur le bord des chemins.

On n'emploie guère de cette plante que la racine, qui jouit de propriétés sudorifiques et dépuratives. La tisane de bardane se prépare en faisant bouillir 50 grammes de racine séchée dans un litre d'eau.

La tribu des *Astéroïdées*, qui comprend nombre d'espèces florales connues, telles que les innombrables variétés d'Asters, les Reine-Marguerite (*Callistephus*), etc., renferme une plante à la fois ornementale et médicinale :

La Solidage verge d'or, *Grande verge dorée* (*Solidago virga-aurea*), (Pl. XI, *fig.* 5), plante herbacée, vivace, atteignant jusqu'à 1 m. 50 de hauteur. Elle fleurit de juin en septembre et est fréquemment cultivée dans les jardins à cause des belles fleurs jaune d'or qui lui ont valu son nom.

Les fleurs et les feuilles de cette plante sont un peu aromatiques et astringentes et on les emploie en infusion comme toniques, diurétiques et vulnéraires.

La tribu des *Inuloïdées* renferme plusieurs plantes exclusivement ornementales, telles que les IMMORTELLES (*Helichrysum*) et d'autres, médicinales :

L'AUNÉE, *Inule campana*, *Aunée commune* (*Inula helenium*), (PL. XI, *fig.* 6), est une plante herbacée, vivace, à feuilles très grandes et à capitules très développés. On la rencontre communément dans les prairies humides, au bord des ruisseaux, dans les lieux ombragés et frais. Ses magnifiques fleurs jaunes se montrent de juin à septembre.

On emploie la souche et les racines de l'aunée comme toniques, stimulants et expectorants. Son principe actif, *l'hélénine*, a été vanté comme spécifique de la tuberculose. Quoi qu'il en soit, on utilise la décoction de racine d'aunée (30 grammes pour 1 litre d'eau), l'infusion (30 grammes pour 1 litre d'eau) et le vin d'aunée (1/5ᵉ de racine fraîche pour 4/5ᵉ de vin blanc) en macération pendant 24 heures.

Le PIED-DE-CHAT (*Gnaphalium dioïcum*) est une plante très commune dans les régions montagneuses de notre pays. Ses fleurs sont de deux couleurs, les fleurs mâles sont blanches et les fleurs femelles roses, elles exhalent une odeur agréable et sont employées comme béchiques et émollientes, dans les rhumes, grippes, bronchites, catarrhes. Elles font partie des *fleurs pectorales* des pharmacies.

La tribu des *Hélianthoïdées* comprend les SOLEILS (*Helianthus*), les ZINNIAS et les DAHLIAS, dont certaines personnes consomment les tubercules charnus comme ceux du topinambour.

La tribu des *Anthémidées*, qui comprend comme espèces florales les ANTHÉMIS et les CHRYSANTHÈMES (*Chrysanthemum*), renferme aussi un certain nombre d'espèces à la fois ornementales et médicinales, que nous allons décrire plus longuement.

L'ACHILLÉE MILLE-FEUILLES, *Herbe aux charpentiers, Herbe aux coupures, Herbe de Saint-Jean, Saigne-nez* (*Achillea millefolium*), (PL. XI, *fig.* 7), est une plante herbacée, vivace, commune sur les pelouses, au bord des chemins et des fossés. De sa souche souterraine partent des rameaux aériens atteignant 30 à 60 centimètres de hauteur, garnis de feuilles alternes, étroites, dont le limbe velu est divisé profondément, chacune de ces divisions étant aiguë et dentelée sur les bords, semble former des feuilles distinctes, ce qui a valu son nom à la plante. Les fleurs, blanches ou roses, qui paraissent en juin jusqu'en septembre, sont disposées en capitules serrés et possèdent une odeur aromatique prononcée, une saveur amère et légèrement astringente.

La réputation de la mille-feuilles comme hémostatique et vulnéraire, a été très surfaite et on n'emploie plus guère ses sommités fleuries qu'en infusion contre l'incontinence des enfants ou comme emménagogue.

La SANTOLINE, *Aurone femelle, Gardcrobe, Petit Cyprès* (*Santolina Chamæcyparissus*), est une plante commune dans le midi et l'ouest de la France. Sa tige, qui mesure 30 à 50 centimètres de hauteur, est rameuse et duvetée. Ses feuilles, alternes, sessiles, allongées, très finement dentelées sur les bords, sont cotonneuses et rassemblées par paquets. Ses fleurs, qui se montrent en juillet-août, sont d'un beau jaune soufre et disposées en gros capitules terminaux, solitaires, longuement pédonculés.

On l'emploie comme vermifuge, emménagogue et antispasmodique.

Il ne faut pas confondre la *Santoline* avec la *Santonine*, principe actif du *Semen contra*, fourni par des plantes de la même famille, mais exotiques : l'*Artemisia maritima*, dont nous parlerons plus loin, et l'*Artemisia pauciflora*. La *Santonine* est un vermifuge excellent, surtout pour les enfants, mais on ne doit l'administrer qu'aux doses prescrites par le médecin, car elle est toxique.

La GRANDE ABSINTHE, *Armoise-absinthe, Armoise amère, Herbe aux vers, Aluine* (*Artemisia Absinthium*), (Pl. XII, fig. 1), est une plante herbacée, vivace, dont les tiges, très ramifiées, anguleuses, d'un gris blanchâtre, atteignent une hauteur de 40 à 90 centimètres. Les feuilles, alternes, sont pour la plupart très incisées et munies d'un pétiole d'autant moins long qu'elles se rapprochent du sommet de la plante. Elles sont onctueuses au toucher, couvertes d'un duvet très fin, et d'une couleur gris blanchâtre sur leur face inférieure, gris verdâtre sur leur face supérieure. L'inflorescence constitue une sorte de grande grappe pyramidale de capitules disposés en grappes secondaires unilatérales.

L'odeur, très aromatique, de la plante et sa saveur fortement amère sont dues à la présence d'une multitude de glandes oléifères disposées sur toute la surface de ses feuilles.

De cette plante, bienfaisante par elle-même, les hommes ont tiré un des agents les plus meurtriers qui soient au monde. Le brave homme de médecin suisse qui, le premier, eut l'idée de la distiller et d'en faire un élixir de longue vie, grâce auquel il obtint des cures merveilleuses, ne se doutait certainement pas du rôle néfaste dévolu dans l'avenir à sa préparation.

Il ne pouvait prévoir que de cet élixir, destiné à être employé par gouttes, les humains feraient un jour une telle consommation que d'immenses usines, des armées de chimistes et de distillateurs suffiraient à peine à fournir aux besoins toujours plus grands d'une clientèle de plus en plus nombreuse.

Il ne pouvait s'imaginer, l'humble praticien, que l'absinthisme, fléau moderne, menacerait un jour de tarir jusque dans ses sources les plus profondes, le génie, l'essor, le développement, la vie même de notre société moderne ; qu'il peuplerait presque à lui seul les asiles d'aliénés, encombrerait les tribunaux, les prisons et les bagnes de meurtriers irresponsables, engendrerait la maladie, le crime, la misère, la déchéance et la mort ; que des Etats entiers, menacés dans leur avenir, dans leur existence même par le flot montant de la funeste liqueur seraient enfin forcés de prononcer contre elle une proscription impitoyable.

S'il lui était donné de revenir de nos jours et qu'il lui prit fantaisie de se promener sur nos boulevards parisiens, quand sonne l'*heure verte*, quand l'opalescente et glauque liqueur servie à des adolescents, à des femmes même, répand au loin son parfum violent et caractéristique, sans nul doute il reculerait d'horreur.

Les diverses variétés d'Absinthe : l'ABSINTHE PONTIQUE (*Artemisia pontica*), l'ABSINTHE MARITIME (*Artémisia maritima*), partagent avec la Grande Absinthe des qualités stomachiques, stimulantes et vermifuges, et sont les unes et les autres employées dans la confection de la liqueur d'absinthe. On les considère comme emménagogues et même abortives, mais elles sont surtout toxiques et agissent, à hautes doses, comme les poisons stupéfiants, avec en plus des manifestations tétaniques et épileptiques. Mieux vaut s'abstenir de les employer.

L'ARMOISE COMMUNE, *Herbe de la Saint-Jean* (*Artemisia vulgaris*), est une plante vivace, très voisine de la Grande Absinthe, qui pousse dans les lieux incultes. Ses sommités fleuries, d'un jaune verdâtre, et ses feuilles dégagent une odeur aromatique moins prononcée que celle de l'Absinthe, et elles ne diffèrent de celle-ci que par l'absence de poils sur leur épiderme supérieur.

L'infusion de feuilles et de fleurs d'armoise constitue un médicament très populaire, communément employé pour faciliter le retour des règles. On recueille les sommités fleuries de l'armoise au moment de la floraison, avant leur épanouissement complet, on les fait sécher avec soin et on les emploie en infusion à la dose de 20 gr. par litre d'eau.

L'Aurone male, *Armoise mâle*, *Armoise des jardins*, *Citronnelle* (*Artemisia abrotanum*), est une plante très communes dans les jardins, dont il suffit de froisser légèrement les feuilles pour développer une odeur de citron assez prononcée, fraîche et agréable. L'infusion des feuilles d'aurone mâle est stimulante, vermifuge et carminative. On l'emploie dans les digestions laborieuses, pour expulser les gaz intestinaux.

L'Aurone des champs (*Artemisia campestris*) est une plante très voisine des deux précédentes et qui croît spontanément dans les lieux sablonneux et incultes. Elle possède les mêmes propriétés, quoique à un degré beaucoup moindre.

La Camomille romaine, Camomille noble (*Anthemis nobilis*), (Pl. XII, *fig*. 2), est une plante commune dans les terrains secs, sablonneux, dans les lieux incultes ; ses tiges étalées, demi-couchées, hautes de 25 à 30 centimètres, à feuilles composées, finement découpées, un peu velues, à fleurs assez semblables à celles de la pâquerette, mais à pétales renversés, est un des médicaments les plus populaires. L'infusion de fleurs de camomille romaine est employée comme tonique, stimulante et stomachique. On l'emploie aussi en bains généraux pour les enfants débiles et lymphatiques.

La Camomille cultivée, à fleurs doubles, dont on tire parti comme plante ornementale, a perdu presque toutes ses qualités médicinales.

Il n'en est pas de même de la Camomille puante, *Amouroche*, *Bouillot*, *Maroute* (*Anthemis cotula*), qui n'a contre elle que son odeur désagréable, mais conserve toutes les propriétés de ses congénères.

C'est encore dans cette tribu des *Anthémidées* que se classent les différentes espèces fournissant la *poudre de pyrèthre*, espèces exotiques telles que le Pyrèthre de Dalmatie (*Chrysanthemum cinerariæfolium*) le Pyrèthre du Caucase (*Chrysanthemum roseum*), etc.

10

La tribu des *Sénécionidées* comprend plusieurs plantes très intéressantes :

Le Tussilage, *Pas d'âne, Pied de cheval, Taconnet, Herbe de Saint-Quirin, Racine de peste (Tussilago farfara),* (Pl. XII, fig. 3), est une plante herbacée, vivace, à souche épaisse, qu'on rencontre communément dans les terrains argileux et humides, dans les prés, au bord des chemins, etc. Elle atteint une hauteur de 10 à 20 centimètres et présente la curieuse propriété de fleurir avant l'apparition des feuilles. Ces fleurs jaunes, que tout le monde connaît, sont désignées du fait de cette particularité, sous le nom de *filius ante patrem.* Elles se montrent, groupées en capitules terminaux, à l'extrémité de hampes écailleuses et duvetées ; elles ont une odeur agréable, rappelant celle de la cire jaune et une saveur douce.

Les fleurs de tussilage pas d'âne jouissent de propriétés béchiques et calmantes ; on les emploie en infusion (10 à 20 gr. par litre d'eau) dans les rhumes et catarrhes bronchiques. Elles font d'ailleurs partie des *espèces pectorales* du Codex.

L'Arnica des Montagnes, *Plantain des Alpes, Tabac des Vosges (Arnica montana),* (Pl. XII, fig. 4), est une plante herbacée, vivace, à tige dressée, atteignant 50 à 60 centimètres de hauteur, à fleurs solitaires d'un beau jaune orangé, se montrant de juin à août. Cette plante est commune surtout dans les régions montagneuses, les Alpes et les Vosges, où elle existe jusqu'à la limite des neiges.

Sèches, les fleurs d'arnica ont une odeur douce, agréable et une saveur fortement aromatique et amère, due à un principe actif très énergique : l'arnicine.

L'arnica est un stimulant violent qu'on ne doit employer à l'intérieur qu'avec beaucoup de circonspection. A l'extérieur, la teinture d'arnica, fortement étendue d'eau, fait merveille dans le pansement des plaies contuses provenant de coups ou de chutes. On peut la préparer soi-même en faisant macérer, 48 heures, 25 grammes de fleurs d'arnica

sèches, dans 125 grammes d'alcool à 60°. On décante et on
filtre la préparation.

Le SÉNEÇON COMMUN (*Senecio vulgaris*), (PL. XII, *fig.* 5),
est une plante herbacée, annuelle, de petite taille (15 à
20 centimètres), excessivement répandue dans les cultures
et connue de toutes les ménagères qui en font usage pour
la nourriture des lapins, des porcs et des petits oiseaux.
Ses feuilles s'employaient autrefois comme émollientes et
résolutives, en cataplasmes, mais on en a abandonné
l'usage. C'est la racine seule qui intéresse la thérapeutique. Sous forme d'extrait fluide, à la dose de 2 à 5 grammes
par jour, on s'en sert comme calmant et emménagogue.

La tribu des CALENDULACÉES, sur laquelle nous allons
clore cette rapide étude, ne renferme qu'une variété intéressante pour nous : le SOUCI OFFICINAL (*Calendula officinalis*), (PL. XII, *fig.* 6), plante qui pousse spontanément
dans toutes les cultures, principalement dans les vignes,
et qu'on voit dans tous les jardins, où la beauté de ses
fleurs d'un jaune si chaud et si décoratif, lui réserve une
place d'honneur.

Toutes les parties de cette plante exhalent une odeur
pénétrante, aromatique, assez désagréable. Les fleurs et
la racine ont une saveur âcre et amère.

On emploie les boutons, fleurs et sommités de tiges de
souci en infusion, comme diurétiques et sudorifiques, mais
on ne doit utiliser que les plantes fraîches, car elles perdent toutes leurs propriétés par la dessiccation. On a vanté
la tisane de fleurs de souci contre les affections scrofu-
leuses, le lymphatisme, l'anémie, mais c'est peut-être leur
octroyer plus de pouvoir qu'elles n'en ont. Les feuilles,
contusées et appliquées sur les cors, durillons et verrues,
font aussi, paraît-il, disparaître ces productions épider-
miques gênantes, mais il faut les employer pendant longtemps avant d'obtenir un résultat.

TABLE ALPHABÉTIQUE
des noms français usuels employés dans cet ouvrage

TABLE ALPHABÉTIQUE
des noms latins employés dans cet ouvrage

PLANCHE VII

1. Fleurs de grenadier.
2. Salicaire commune.
3. *Grande ciguë.*
4. *Œnanthe phellandre.*
5. *Petite ciguë.*

PLANCHE VIII

1. Chardon Roland.
2. Airelle myrtille.
3. Primevère officinale.
4. Gentiane jaune.
5. Petite centaurée.
6. Bourrache.
7. Consoude officinale.

PLANCHE IX

1. Douce-amère.
2. Alkékenge-coqueret.
3. *Belladone.*
4. *Jusquiame noire.*
5. *Datura stramoine.*

PLANCHE X

1. Bouillon-blanc.
2. *Digitale.*
3. Véronique officinale.
4. Lavande officinale.
5. Sauge des prés.
6. Verveine officinale.
7. *Coloquinte.*

PLANCHE XI

1. Valériane officinale.
2. Eupatoire à feuilles de chanvre.
3. Centaurée bleuet.
4. Bardane.
5. Solidage verge d'or.
6. Aunée.
7. Achillée mille-feuilles.

PLANCHE XII

1. Grande absinthe.
2. Camomille noble.
3. Tussilage pas d'âne.
4. Arnica des montagnes.
5. Séneçon commun.
6. Souci officinal.

TABLE GÉNÉRALE DES MATIÈRES

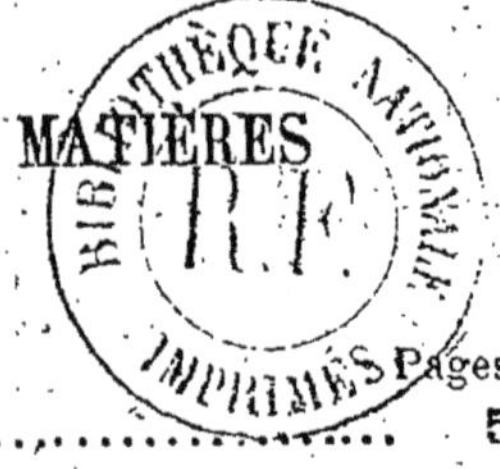

CORBEIL. — IMPRIMERIE CRÉTÉ

www.ingramcontent.com/pod-product-compliance
Ingram Content Group UK Ltd.
Pitfield, Milton Keynes, MK11 3LW, UK
UKHW022349090726
13658UKWH00002B/552